학생용

간호관리학 임상실습지침서

김인순 저

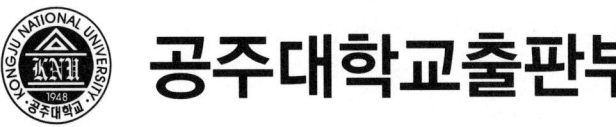
공주대학교출판부

학생용

간호관리학 임상실습지침서

김 인 순 저

공주대학교 간호학과

학 번 : _____

이 름 : _____

공주대학교 간호보건대학 간호학과

머리말

지식기반 사회에서 경쟁력 있는 환자중심의 간호를 제공하기 위해서 현대의 병원은 간호사들에게 경영마인드를 가질 것을 요구하고 있어 간호사들은 직접간호행위 자체를 잘 수행하는 것뿐만 아니라, 자신이 제공하는 직접 간호하는 서비스에 직·간접적으로 영향을 주는 병원조직과 간호부문의 임상적 및 비임상적 제도와 업무프로세스의 변화를 시도해 갈 수 있는 능력까지 겸비해야 합니다. 이러한 배경 하에서 간호학생은 간호관리의 이론적 배경을 가지고 간호실무에 간호과정을 적용함으로써 간호를 관리할 수 있는 관리 업무능력과 간호현장에서 지도자로서의 능력과 자질을 가진 간호사로 성장할 수 있는 기초를 개발해야합니다.

본 대학 간호학과는 2014년 학습성과 중심의 교육과정프로그램으로 운영하고자 준비하고 있습니다. 학습성과 기반의 교육과정프로그램에 의해 교육받은 졸업학생은 학과가 설정한 능력과 자질을 갖출 수 있도록 교과목별 또는 학년별 학습성과를 설정하여 성취수준에 따라 구체적으로 교육되고 평가 될 수 있도록 하여 간호교육의 질 개선을 성취하고 하고 있습니다.

따라서 실습은 교육목표와 학습성과를 근거로 운영될 것이며 지침서 역시 교육목표와 학습성과에 맞추어 변화를 가져올 수 있도록 마련하였습니다.

간호관리학 실습은 강의실에서 배운 간호관리학의 제이론과 원리들이 간호실무현장에서 어떻게 적용되며, 간호조직이 성과를 증대시키기 위해 어떠한 관리적 지식과 기술을 활용하는지 관찰하고 체험할 수 있는 중요한 시간이라고 판단됩니다. 따라서 학생들은 지침서를 활용하여 자신의 실습내용을 점검하고 확인하며 이에 필요한 능력을 함양하는 노력을 기울여야 할 것입니다.

본 지침서는 실습목적과 목표, 학습성과, 실습규정 및 평가지침, 실습시 유의사항, 실습시 지녀야할 태도, 간호관리 기능, 간호관리기능의 과정과 실제, 학생자가 평가 및 수간호사의 평가 등의 내용을 담았습니다.

끝으로 이 책이 나오기 까지 도움을 준 공주대학교 출판부와 학생들에게 깊이 감사드리며, 더 유익한 지침서가 될 수 있도록 지속적인 관심과 조언을 부탁드립니다.

2013. 10.

저자 **김 인 순**

나이팅게일 선서문

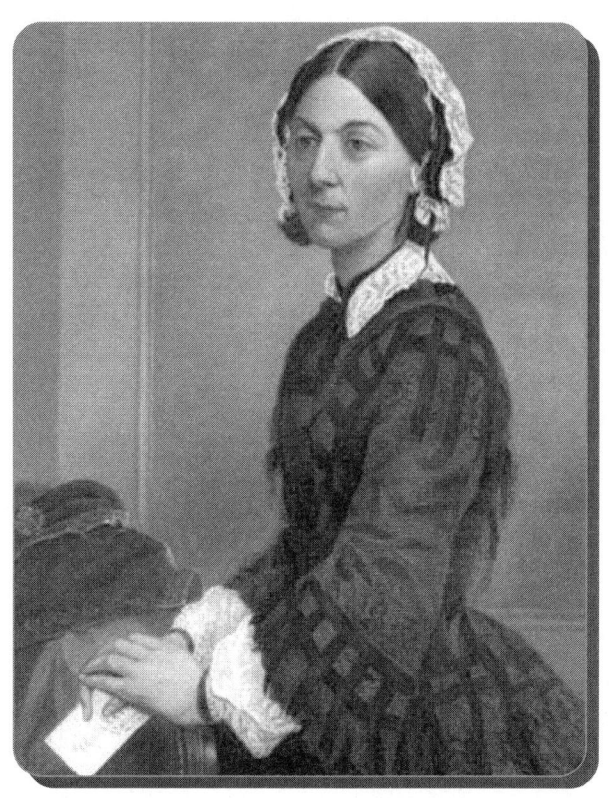

나는 일생을 의롭게 살며 전문 간호직에 최선을 다할 것을 하나님과 여러분 앞에 선서합니다.

나는 인간의 생명에 해로운 일은 어떤 상황에서나 하지 않겠습니다.

나는 간호의 수준을 높이기 위하여 전력을 다하겠으며 간호 하면서 알게 된 개인이나 가족의 사정은 비밀로 하겠습니다.

나는 성심으로 보건의료인과 협조하겠으며 나의 간호를 받는 사람들의 안녕을 위하여 헌신하겠습니다.

목차

제1부 : 간호관리학 실습 지침

- 공주대학교 간호학과 교육목적과 목표 및 학습성과 ········ 3
- 공주대학교 간호보건대학 간호학과 실습규정 ········ 4
- 간호관리학 임상실습 오리엔테이션 ········ 6
- 간호관리학 실습 과목의 학습성과 항목과 그에 따른 수준 ········ 8
  1. 간호관리학실습 학습성과 항목 ········ 8
  2. 교과목 학습성과 수준에 대한 기준 ········ 9

제2부 : 간호관리학 실습 수행

제1장 간호관리학 실습 목적 및 실습목표 ········ 13

제2장 간호관리학 실습 진행 일정 및 실습내용 ········ 17
1. 실습학점 및 실습기간, 실습시간 ········ 19
2. 실습기관 및 지도교수 ········ 19
3. 간호관리학 실습교재 및 실습일정 ········ 20
4. 간호관리학 실습내용 ········ 22

제3장 간호관리학 실습 주제 ········ 25
- 실습주제 1: 병원조직내의 간호조직과 간호단위 오리엔테이션 ········ 27
- 실습주제 2: 간호단위의 기획 ········ 39
- 실습주제 3: 간호생산성 향상 ········ 51
- 실습주제 4: 인력관리 ········ 54
- 실습주제 5: 업무분담 ········ 62
- 실습주제 6: 간호전문직의 역량강화 ········ 67
- 실습주제 7: 간호 질 관리 ········ 82
- 실습주제 8: 마케팅 실습 ········ 93

실습주제 9: 물품관리 ·· 95
실습주제 10: 환경관리 ·· 102
실습주제 11: 간호순회 및 보고 ······························ 106
실습주제 12: 정보시스템의 활용 ···························· 109
실습주제 13: 윤리적 간호수행하기 ························· 110

부 록

1. 일일 실습일지 ·· 121
2. 실습소감 ·· 122
3. 간호관리학실습 학생자체 평가 ·························· 123
4. 간호관리학 실습 평가표 (학생자체평가) ············· 124
5. Article 평가표 ·· 125

참 고 자 료

1. 간호관리진단 ·· 129
2. 간호진단 시 알아야할 내용 ······························· 131
3. 간호부서 및 간호단위의 목적, 철학, 목표 ············ 136
4. 간호부서 및 간호단위의 정책 및 절차 ················ 137
5. 간호부서의 업무계획서 ····································· 139
6. 간호서비스 마케팅 ··· 147
7. 간호생산성지표 ·· 149
8. 간호인력 확보관리 ··· 151
9. 간호인력 개발관리 ··· 164
10. 간호인력 평가관리 ··· 166
11. 의료기관리 CQI 활동 ····································· 170
12. 간호영역에서의 정보체계 응용 ························· 172
13. 기타 간호영역에서 사용하는 서식 ···················· 174
14. 핵심기본간호술 평가항목 및 프로토콜표 ············ 184

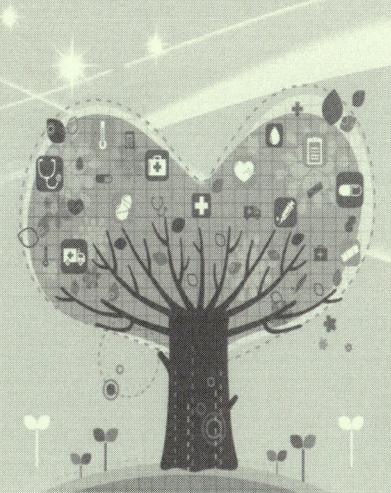

제1부

간호관리학 실습지침서

- 공주대학교 간호학과 교육목적, 목표 및 학습성과
- 공주대학교 간호보건대학 간호학과 실습규정
- 간호관리학 임상실습 오리엔테이션
- 간호관리학 실습 과목의 학습성과 항목과 그에 따른 수준

공주대학교 간호학과 교육목적 목표 및 학습성과

교육목적

공주대학교 교육이념을 바탕으로 전인적 간호교육을 통해 생명존중, 창의성과 근거중심의 실무능력을 갖추고 지역사회·국가·인류의 지속가능성에 기여하는 간호사를 양성한다.

교육목표

1. 다양한 교양지식과 전공지식을 융합하여 생명존중과 전인간호의 본질을 이해한다.
2. 대상자와 전문분야간의 효과적 의사소통을 통해 조정·협력한다.
3. 대상자의 건강문제 해결을 위해 창의성을 바탕으로 비판적 사고를 한다.
4. 문제해결능력과 근거중심 실무능력을 함양하여 핵심적 간호역량을 발휘한다.
5. 변화하는 사회적 요구에 따른 법적·윤리적 기준을 이해하고 간호실무에 통합한다.
6. 환자의 안전과 간호의 질을 위한 조직을 구성하고 리더십을 발휘한다.
7. 간호의 국제화를 위한 국내·외 보건의료정책 변화를 이해한다.

학습성과

1. 교양지식과 전공지식을 기반으로 비판적 사고를 통해 간호과정을 적용하여 전인간호를 제공한다.
2. 대상자의 간호상황에 따른 핵심기본간호술을 선택하여 실행한다.
3. 언어적, 비언어적 상호작용을 통한 치료적 의사소통술을 적용한다.
4. 건강문제 해결을 위한 전문분야 간 협력관계를 이해한다.
5. 간호실무의 간호전문직표준과 법적·윤리적 기준을 알고 간호실무에 적용한다.
6. 간호팀 내 리더십을 발휘한다.
7. 선행연구를 평가하고 간호연구를 기획한다.
8. 국내·외 보건의료정책 변화를 인지한다.

공주대학교 간호보건대학 간호학과 실습규정

제1조(목적)
전인적 간호교육을 통해 생명존중, 창의성과 근거중심의 실무능력을 갖추고 지역사회·국가·인류의 지속가능성에 기여하는 간호사를 양성하기 위해 학생은 간호지식 및 기술을 익히고 이를 간호대상자의 요구에 맞는 간호를 수행하는 능력을 갖도록 한다.

제2조(목표)
1. 대상자에게 전인간호를 제공하기 위한 간호지식과 기술을 습득한다.
2. 대상자의 간호문제를 해결하기 위해 비판적 사고를 통해 과학적이고 체계적인 간호과정을 적용한다.
3. 대상자와 전문분야간에 치료적이고 효과적인 의사소통술을 적용하여 리더십을 발휘한다.
4. 대상자의 간호상황에 따른 핵심기본간호술을 선택하여 실행한다.
5. 간호실무의 간호전문직표준과 법적·윤리적 기준을 간호실무에 적용한다.
6. 환자의 건강문제해결을 위해 선행연구를 고찰하고 평가한다.
7. 국내외 보건의료정책 변화를 인지한다.

제3조(조직)
① 임상(현장)실습을 원활하게 운영하기 위해서 산학협동위원회를 둔다.
   1. 산학협동위원회는 위원장 1명, 위원은 대학의 학장, 학과장, 전임교수와 산학협력기관의 기관장, 담당부서장 등으로 구성한다.
   2. 산학협동위원회는 필요시 개최한다.
② 임상(현장)실습을 효율적으로 지도하기 위하여 실습지도위원회를 둔다.
   1. 실습지도위원회는 전임교수와 현장실습지도자 등으로 구성한다.
   2. 실습지도위원회는 매년 1회 개최하는 것을 원칙으로 한다.

제4조(회의)
① 산학협동위원회에서 협의할 사항은 다음과 같다.
   1. MOU체결에 관한 사항
   2. 기타 산학협동에 관한 사항
② 실습지도위원회에서 협의할 사항은 다음과 같다.
   1. 실습기본계획에 관한 사항
   2. 실습교육과정에 관한 사항
   3. 실습운영에 관한 사항

    4. 실습학생지도 및 평가에 관한 사항
    5. 임상현장지도자 자격에 관한 사항
    6. 기타 실습에 관한 제반 사항

제5조(학생의 임무)
  ① 실습에 임하지 못할 경우는 학과장, 담당교수, 현장지도자에게 사전에 신고하고 사유서를 제출한다.
  ② 1일 이상 무단결석을 한 경우에는 해당 실습과목에서 B°이상 받을 수 없으며, 그 해당 결석일수의 2배수 기간 동안 재실습해야 한다.
  ③ 지각 3회 이상, 조퇴 3회 이상 한 경우에는 결석 1일로 간주하고 그 해당 결석일수를 재실습해야 한다.
  ④ 계출결석(인정되는 사유)일 경우에는 본 대학 학칙에 따르며, 결석일수만큼 재실습한다.
  ⑤ 기타 사항은 실습지도위원회에서 정한다.

제6조(학생의 원거리 실습)
  ① 학교로부터 100 km 이상 거리인 경우 원거리 실습이라 한다.

제7조(현장지도자의 위촉과 임무)
  ① 학과장은 실습 시작 15일전까지 현장지도자를 위촉한다.
  ② 현장지도자의 임무는 다음과 같다.
    1. 실습지도계획에 따른 현장교육
    2. 실습 현장교육에 따른 평가
    3. 실습에 관한 학생 상담지도
    4. 기타 실습지도위원회에서 필요하다고 인정되는 사항

제8조(평가)
  ① 실습 평가는 출석 20%, 현장지도자 평가 30%, 교과목 담당교수평가 50%로 한다.

                부   칙
이 규정은 2008년 12월 15일부터 시행한다.

                부   칙
이 규정은 2013년 9월 9일부터 시행한다.

간호관리학 임상실습 오리엔테이션

1) 실습 오리엔테이션

전체 오리엔테이션 : 실습 개시 이전 주의 마지막 일
실습 기관 별 오리엔테이션 : 실습시작 각 과목 담당교수 및 실습강사가 실시함

2) 실습복 착용지침

(1) 용모 및 실습복장

간호학과 학생으로써 신뢰감과 온정을 느낄 수 있는 단정한 복장을 원칙으로 함

- 머리 : 머리 모양은 단정하며 눈에 띄는 머리 장식은 피하고 검은 색으로 제한
- 화장은 단정하고 깨끗한 느낌을 주도록 하며, 손톱은 짧게 하고 메니큐어는 칠하지 않도록 하고, 반지, 귀걸이, 목걸이, 팔찌 등은 밀착형으로 요란하지 아니할 것
- 복장은 단정하고, 깨끗하며, 구김이 없도록 하고 속옷은 비칠 수 있으므로 진한 것은 피하도록 함
- 양말은 흰색으로 제한함
- 신발은 흰색 간호사신발을 착용하며, 깨끗이 닦아 신고, 뒷굽을 구겨 신지 않도록 함

3) 실습준비물

실습지침서, 간호관리학 교과서, 실습관련 문헌, 포스트 잇, 빈종이, 필기도구(검정, 빨간색 볼펜), 수첩

4) 실습과제물

- 간호관리 사례연구
- 임상실습 지침서
- 각종 기록 및 보고서 양식
- 실습병원의 실무지침서, 규정
- 논문분석 및 논문번역
- 컨퍼런스 준비 : 간호과정 적용 사례연구 발표, 약물 및 임상검사 조사, 특수처치, 간호 상황에 대한 간호진단과 간호계획 발표

5) 실습평가 기준

항목	비율
■ 출 석	20%
■ 실습담당교과목교수 및 임상실습강사 평가 　(임상실습지침서작성, 간호관리 사례보고서 및 집담회 평가 포함)	50%
■ 임상현장실습지도자 평가	30%

6) 실습 시 유의사항

- 결석이나 지각 시에는 실습부서, 간호관리학 담당교수 및 실습강사, 학과사무실로 연락한다. (학과 사무실 : 041-850-0300)
- 결석시 재실습한다.
- 무단결석 시에는 결석일수의 배를 재실습한다.

7) 실습지침서 목적 및 활용법

(1) 목적

① 학습성과 중심의 교육프로그램에서 간호학과 학생들이 임상실습을 통해 학습할 간호지식, 기술, 태도를 총체적이고 통합적으로 제시하여 체계적인 교육이 될 수 있도록 유도하고자 한다.
② 임상실습을 통해 관찰하고 수행할 기본적인 실습 항목을 제시하고 이에 대해 인식하고 실천하면서 실습에 대한 자가평가 및 분석을 통해 현장실습의 질을 높이고자 한다.
③ 간호학과 학생들은 임상실습 과정에서 실습지침서를 이용하여 간호관리과정의 기틀을 중심으로 간호의 질을 향상시키는데 필요한 자료로 활용한다.

(2) 활용방법

① 본 지침서는 임상실습시간에 항상 휴대 하여야 한다.
② 본 지침서 매 실습 종료 후 담당교수에게 제출하면서 평가받도록 한다.
③ 지침서에 기록되어 있지 않은 내용을 실습 하였을 경우 기타 란에 기입한다.

간호관리학 실습 과목의 학습성과 항목과 그에 따른 수준

1. 간호관리학실습 학습성과 항목

학습성과항목 / 실습과목	간호관리학실습
1. 교양지식과 전공지식을 기반으로 비판적 사고를 통해 간호과정을 적용하여 전인간호를 제공한다.	
2. 대상자의 간호상황에 따른 핵심기본간호술을 선택하여 실행한다.	
3. 언어적, 비언어적 상호작용을 통한 치료적 의사소통술을 적용한다.	
4. 건강문제 해결을 위한 전문분야 간 협력관계를 이해한다.	L2
5. 간호실무의 간호전문직표준과 법적·윤리적 기준을 알고 간호실무에 적용한다.	L2
6. 간호팀 내 리더십을 발휘한다.	L2
7. 선행연구를 평가하고 간호연구를 기획한다.	L2
8. 국내외 보건의료정책 변화를 인지한다.	L2

2. 교과목 학습성과 수준에 대한 기준

수준 1	기본적 수준(Basic Level) 간호학적 기본지식과 원리 및 임상간호술기의 수행을 습득하는 단계

1. 간호학적 기본 지식과 원리를 이해할 수 있다.
2. 간호과정의 기본 지식과 원리를 이해할 수 있다.
3. 인간의 기본욕구와 건강의 개념을 이해할 수 있다.
4. 임상간호술기를 모형들을 대상으로 수행할 수 있다.

수준 2	발전적 수준(Developmental Level) 수준1의 내용을 간호과정에 적용하여 설명할 수 있는 단계

1. 간호과정을 적용하여 간호대상자의 건강문제에 대한 자료를 수집할 수 있다.
2. 대상자의 건강문제에 대한 수집된 자료를 분석 할 수 있다.
3. 간호대상자의 건강문제를 사정하고 진단할 수 있다.
4. 대상자의 건강문제에 대한 간호계획을 수립할 수 있다.
5. 대상자의 건강문제에 따른 간호중재를 설명할 수 있다.
6. 간호관리과정을 설명할 수 있다.
7. 실무현장에서 임상간호술기를 관찰한다.

수준 3	역량적 수준(Competent level) 수준2의 내용을 통합하고 적용할 수 있는 단계

1. 대상자의 건강문제 해결을 위해 수립된 간호계획에 따라 간호중재를 수행할 수 있다.
2. 수행한 간호를 평가할 수 있다.
3. 전반적인 간호학습 내용을 통합하고 적용할 수 있다.
4. 가상상황에서 프로토콜에 의해 임상간호술기를 수행할 수 있다.

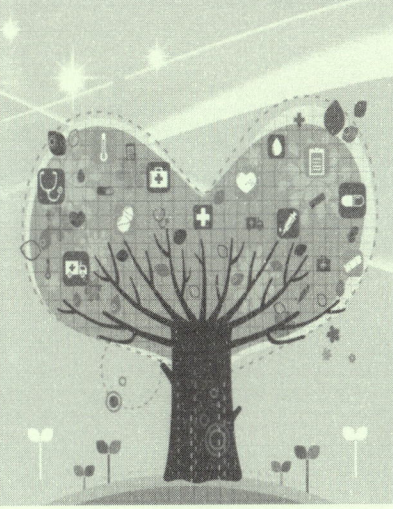

제2부

간호관리학 실습 수행

제1장 간호관리학 실습 목적 및 실습목표

제2장 간호관리학 실습 진행 일정 및 실습내용

제3장 간호관리학 실습 주제

간호관리학 실습지침서

제1장
간호관리학의 실습 목적 및 실습목표

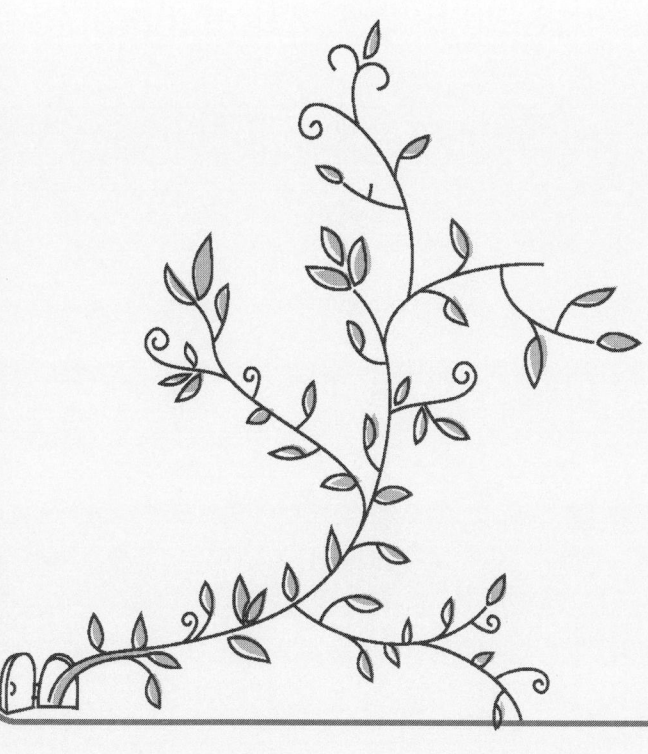

제1장 간호관리학 실습목적 및 실습목표

1) 실습목적

간호관리 임상실습의 목적은 학생으로 하여금 간호관리 이론 및 관리기능에 관한 지식, 기술, 및 태도를 실무에 적용하여 간호를 관리할 수 있는 능력과 자질, 태도를 갖추게 하고자 하며, 또한 변화하는 병원조직과 간호조직의 전략에 따른 경영패러다임 내에서 창의성과 리더쉽의 발휘에 기초적인 이해를 갖도록 하는데 있다.

2) 실습목표

(1) 병원과 간호부서의 조직 구조와 기능을 이해하고 설명할 수 있다.
(2) 각 수준의 간호관리자의 역할과 기능, 권력과 권한, 책임과 책무를 이해하고 설명할 수 있다.
(3) 간호관리의 과정과 기능의 실제를 이해하고 아래와 같은 내용의 관리 실제를 경험하여 실무에 적용할 수 있다.
　① 병원 설립목적과 간호부서의 목적, 철학, 정책, 절차, 규정 등을 이해하고 작성할 수 있다.
　② 간호단위의 일, 주, 월, 연간 관리계획을 확인하고 작성할 수 있다.
　③ 간호단위 예산안을 이해할 수 있다.
　④ 간호생산성 지표를 구조적, 과정적, 결과적 지표로 구분하여 제시할 수 있다.
　⑤ 병원 기구표상의 간호조직의 위치를 파악하고 평가할 수 있다.
　⑥ 간호 단위내 간호전달 체계를 확인하고 근무 계획표를 작성할 수 있다.
　⑦ 환자 간호요구에 근거하여 간호단위에서 필요한 간호인력을 산정할 수 있다.
　⑧ 간호직원의 역량강화를 위해 간호조직에서 제공하는 교육 및 훈련 프로그램을 설명할 수 있다.
　⑨ 간호조직 내에서 사용되는 리더쉽 유형과 동기부여 기법을 설명하고 평가할 수 있다.
　⑩ 간호단위에서 발생하는 갈등의 유형을 확인하고 갈등관리방안을 제시할 수 있다.
　⑪ 간호표준과 수행사이의 차이를 발견하고 시정할 수 있다.
　⑫ 간호순회를 통해 간호관리상의 문제점을 파악하고 의사결정과정을 적용하여 문제해결을 위한 대안을 선정할 수 있다.
　⑬ 간호단위의 질관리 실제를 경험한다.
　⑭ 간호서비스의 마케팅 전략을 수립할 수 있다.
　⑮ 간호조직내의 의사소통방법으로서 보고와 기록을 할 수 있다.
　⑯ 병원정보체계와 간호정보체계를 이해한다.
　⑰ 간호 단위의 물품, 안전, 환경 관리를 할 수 있다.

(4) 간호윤리 집담회를 통해 대상자의 권리와 병원직원에 의해 저질러지는 불법 비윤리적 행위를 확인하고 관찰된 윤리적 딜레마에 대한 윤리적 의사결정을 할 수 있다.

간호관리학 실습지침서

제2장

간호관리학 실습 진행 일정 및 실습내용

1. 실습학점 및 실습기간, 실습시간
2. 실습기관 및 지도교수
3. 간호관리학 실습교재 및 실습일정
4. 간호관리학 실습내용

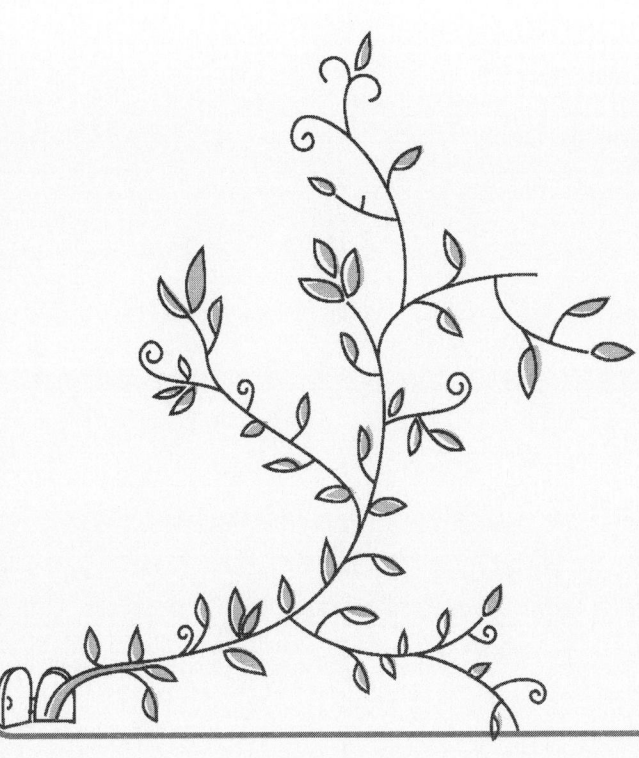

제2장 실습 진행 일정 및 실습내용

1. 실습학점 및 실습기간, 실습시간

1) 학점 : 2 학점
2) 실습기간 : 2주
3) 실습시간 : 90시간 (1일 9시간실습 주당45시간-점심시간포함)

구분	실습시간	구분
학교	2	임상실습오리엔테이션
1주차	45	임상실습 현장순회 및 집담회
2주차	45	임상실습 현장순회 및 집담회

2. 실습 기관 및 지도교수

구분	실습지도일정	지도교수	연락처
충남대학병원		김인순	010) 8193-0768
을지대학병원		김인순	010) 8193-0768

가. 실습지도는 실습지도교수가 정해진 요일에 실시합니다. 실습지도일은 매주 정해진 요일에 1회 이며, 변경시 사전에 알려드리겠습니다.

나. 라운딩과 함께 병동별 사전 학습 여부를 구두 평가하고, 실습 집담회 계획에 따라 병원별 집담회를 실시합니다.

다. 실습중 문의사항이나 애로사항이 있으시면 언제든지 핸드폰이나 사무실, 이메일로 연락주십시오.

3. 간호관리학 실습교재 및 실습일정

1) 실습 교재

　　간호관리학 실습 지침서, 김인순, 공주대학교 출판부
　　참고문헌 : 간호관리 임상 실습 지침, 김모임 외 현문사

2) 실습 집담회

	일시	내용
실습집담회 1	첫째 주	○ 간호단위의 간호표준과 실시 사이의 차이의 원인 발견과 해결책에 대한 토의 ○ 간호사들이 근무 중 경험하는 대인갈등의 원인과 갈등 해결방법 토의
실습집담회 2	둘째 주	○ 간호의질 관리를 위해 간호단위 운영개선방안 (명목집단기법 사용) ○ 대상자의 권리와 관찰된 윤리적 침해사례를와 윤리적 딜레마에 대한 윤리적 의사결정을 한다.

3) 실습 일정표

요일	첫째 주	둘 째 주
월	관리실습 orientation 병동 orientation - 구조, 시설, 직원 · 입원시 환자 관리에 참가(수속 절차, 병실준비, 입원 관련업무, 환자 및 보호자 입원시 교육) · 간호기록 관리에 참가	수간호사 업무 · 인사관리(근태, 근무평가, 상담) · 직원교육 · 간호관리업무 분석 및 개선활동
화	· 근무교대 시 인수인계 참가 · 병실 순회 · 회진 참여 · 퇴원 환자 관리참가((퇴원수속 절차, 환자 및 보호자 퇴원 시 교육, 퇴원 후 병실 점검) · 전동 전과환자 관리(전동, 전실 환자 의무 기록 인수인계 및 이동시키기) · Order Check에 참가(Kadex 등) · Order 업무 수행	간호부 업무 · 기관의 목적, 철학, 목표, 정책, 규정 확인 · 병원경영 전략에 따른 간호부 운영 방안 확인 · 간호부의 조직기구도를 확인한다. · 간호부 직원의 업무분장을 확인 한다. · 간호부 차원에서의 생산성 지표를 확인 한다.
수	· 간호단위 업무 계획서 확인 · 환경관리(청결, 소음, 시설물관리) · 안전관리(화재 및 안전사고 관리, 감염관리) · 감염성 환자 관리 · 물품관리 (재고, 청구, 반납, 약품, 진료재료, 공급실 물품) · 약품관리(일반약품관리, Emergency cart 약품관리, 마약관리, 정기약품관리)	· 간호단위 차원에서의 생산성 지표를 확인한다. · 간호단위 차원에서의 생산성 향상을 위한 방안을 확인 한다. · 간호단위 질관리를 확인 한다. · 간호단위 간호질 향상 프로그램에 참여한다.
목	· 전산관련 업무(병동처방전달, 식이, 검사결과 조회, 반납리스트, 전과 전실, 퇴원 예정 등록 Acting-check 등) · 병동 직무기술서 확인 · 구두보고 및 보고서 작성 참여 · 다른 의료팀과 상호관련성	· 간호서비스 마케팅 전략 확인 및 실제 경험한다. · 간호직원 개발활동 확인 한다. · 타부서, 타 직종과 협조적으로 업무 수행하기 위한 업무흐름 분석
금	수간호사업무 · 행정업무 orientation · 간호 표준 · 간호업무 분담방법 · 근무표 작성(환자분류에 근거하여) · 간호사들 갈등 관리 및 협상 · 간호단위의 일, 주, 월, 연간 관리 계획 확인	· 간호대상자의 권리 및 비윤리적사례 확인 · 간호대상자의 윤리적 딜레마 확인과 의사결정과정을 확인 · 실습 마무리

4. 간호관리학 실습내용

실 습 목 록 표

항목	실습내용	관찰	수행
환자간호 관리학습	병실순회		
	회진참여		
	건강관리에 대한 환자, 보호자 교육		
	환자 및 병동 관련 보고		
처방확인	Order Communication System 파악		
	수기 Order 및 전산 입력 내용 확인		
처방시행 학습	일반검사		
	특수검사		
	방사선 검사		
	투약		
	일반처치		
	수술		
	식이		
	심전도 등 기타 검사		
	물리 및 작업치료		
	응급처방 (State order)		
각종 기록 관리 학습	Kadex, Worklist, Worksheet 사용법		
	처방시행의 전산관리		
	입원환자 의무기록 작성과 입원시키기		
	퇴원환자 의무기록 작성 및 퇴원시키기		
	전실환자 의무기록 인계 및 이동시키기		
	외래 및 Old chart 신청 및 반환절차		
	진단/증명서 발급		
	24시간 보고서 작성		
병실 관리 규정 학습	Consult 환자 준비		
	혈액 청구		
	약, 혈액반환 절차		
	환자분류 실시		
간호단위팀 및 의료팀의 상호관련성에 관한 학습	근무조 교대에 따른 인계, 인수법		
	타 의료팀과 연락		
	· 의사		
	· 영양사 또는 약사		
	· 물리치료사, 임상병리사, 방사선사		
	· 원무, 보험 관련 직원과 기타 직원		

항 목	실 습 내 용	관 찰	수 행
물품관리	소모품, 비품, 린넨 등의 청구 및 관리		
	소독물품 관리		
	시설, 환경관리		
업무분담 및 책임역할	간호단위의 24시간을 책임진다.		
	간호사와의 상담보고서를 작성한다.		
	환자간호를 조정한다.		
	간호사 업무수행평가를 실시한다.		
	일일활동 계획표를 조정한다.		
	근무계획표를 작성한다.		
	간호순회 후 문제점 발견 및 해결		
	간호업무분담방법 확인 및 개선		
	퇴원계획을 담당간호사와 실시한다.		
	간호단위 내 인사고과를 시행한다.		
	사건보고서를 작성한다.		
	각종 보고서를 관리한다.		
	구두보고 실시(간호단위 24시간의 활동에 대해)		
	역할모델로 활동한다.		
	필요시 임상숙련성을 시범해 보인다.		
간호단위 대표 및 교섭역할	정규적으로 간호단위 문제를 의사와 토의한다.		
	회의에서 간호단위를 대표한다.		
	병원 전체모임 또는 위원회, 전문직회의에 참석한다.		
	신환을 찾아가 인사하고 자신을 소개한다.		

항 목	실 습 내 용	관 찰	수 행
정보교환 역할	정보수집역할		
	· 근무번 시작 시 보고를 받는다.		
	· 순회한다		
	· 의무기록을 점검한다.		
	· 응급카트를 점검한다.		
	· 새로운 노사협의 보고서 등 타부서와의 업무 연락 서류 등을 검토한다.		
	· 환자 및 가족, 의료팀으로부터 정보를 모은다.		
	· 새로운 간호기술 및 방법에 관한 전문지를 검토한다.		
	정보전달역할		
	· 병실집담회를 개최한다.		
	· 수간호사 회의내용 중 조직 및 정책에 관한 정보를 간호사에게 전달한다.		
	· 새로운 정책 및 절차를 수행하는데 도움을 준다.		
	· 간호사가 의사의 처방을 수행하는데 필요한 정보를 알려준다.		
	· 간호사에게 간호수행에 관련된 피드백을 제공한다.		
	· 기관의 철학, 목표, 표준, 정책 및 절차를 설명한다.		
	대변역할		
	· 다른 건강전문직과 함께 환자간호를 조정한다.		
	· 환자정보, 호소, 특별한 요구 및 문제에 관해 조정한다.		
	· 환자상태 기록지를 완성한다.		
	· 가족, 환자, 간호요원 및 간호학생에게 교육한다.		
	· 간호사정으로 얻어진 정보를 의료팀에게 알려줌으로써 환자 대변인으로 활동한다.		

간호관리학 실습지침서

제3장

간호관리학 실습 주제

실습주제 1: 병원조직내의 간호조직과 간호단위 오리엔테이션
실습주제 2: 간호단위의 기획
실습주제 3: 간호생산성 향상
실습주제 4: 인력관리
실습주제 5: 업무분담
실습주제 6: 간호전문직의 역량강화
실습주제 7: 간호 질 관리
실습주제 8: 마케팅 실습
실습주제 9: 물품관리
실습주제 10: 환경관리
실습주제 11: 간호순회 및 보고
실습주제 12: 정보시스템의 활용
실습주제 13: 윤리적 간호수행하기

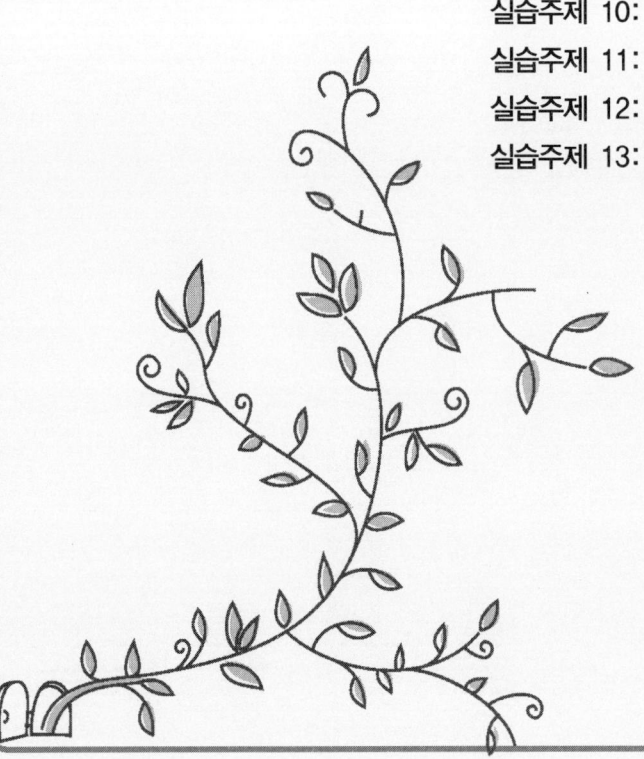

제3장 간호관리학 실습 주제

실습주제 1: 병원조직내의 간호조직과 간호단위 오리엔테이션

 (1) 실습병원의 사명과 설립목적을 쓰고 핵심가치를 찾아낸다.

(2) 실습병원 간호부의 신념과 목적을 쓰고 핵심가치를 찾아낸다.

(3) 간호부 정책의 종류를 확인하고 그 내용을 파악 한다.

(4) 간호단위의 목표를 쓰고 간호부 목표와의 관계를 확인한다.

(5) 실습병원의 조직구조를 확인하고 이를 조직기구도로 표시하며, 간호부가 병원에서 차지하는 위치를 확인한다.

⑹ 실습병원의 간호부의 조직표를 확인하고 각 직위를 확인한다.

(7) 최고관리자의 역할과 기능을 확인한다.

(8) 중간관리자의 역할과 기능을 확인한다.

(9) 일선간호관리자의 역할과 기능을 확인한다.
　1) 수간호사의 역할과 기능

2) 책임간호사의 역할과 기능

3) 일반간호사의 역할과 책임

(10) 실습 단위내의 기구표 및 업무분담유형을 확인한다.

  1) 기구표를 그린다.

  2) 업무분담방법

(11) 실습 병동의 구조를 그림으로 그리고 동선을 확인한다.

(12) 실습부서의 환자현황 조사 (입원 환자 수, 진료과, 환자의 간호요구도)

실습주제 2. 간호단위의 기획

(1) 간호단위의 년, 월, 주, 일별로 관리계획안을 확인한다.

1) 간호단위의 년 중 계획을 확인한다.

2) 간호단위의 월, 주중계획을 확인한다.

(2) MBO를 적용한 년, 월, 주별 업무계획서를 확인하고 작성하시오

병원	간호부	간호팀	간호단위

(3) 일반간호사의 일별 간호계획서를 확인한다.

시간	업무영역	업무내용
Day		
Evening		
Night		

(4) 실습병원의 간호표준을 확인한다.

1) 환자관리

입·퇴원 환자관리

항목	간호 표준	예	아니오
입원시 환자간호	1. 입원시 환자에게 담당간호사임을 소개한다.		
	2. 입원시 환자 및 보호자에게 병원규칙에 대해 설명한다.		
	- 환자에게 면회시간과 배식시간을 설명한다.		
	- 환자에게 전열기 및 가스기기 사용이 금지됨을 알린다.		
	- 환자에게 상주보호자의 보호규제에 대해 알린다.		
	- 환자에게 귀중품 관리에 대해 알린다.		
	3. 입원시 환자에게 병원 시설물과 그 사용법을 설명한다.		
	- 환자에게 배선실의 위치와 냉장고 및 음수기 사용법에 대해 알려준다.		
	- 환자에게 침대와 보조난간 작동법에 대해 알려준다.		
	- 환자에게 욕실의 위치와 사용시간 및 환자에게만 허용됨을 알린다.		
	- 환자에게 공중전화의 위치나 병실전화의 외부사용법을 알린다.		
	4. 담당 간호사가 환자에게 호출방법을 설명한다.		
	- 환자에게 침상과 화장실에 있는 간호사 호출기 사용법을 알린다.		
퇴원시 간호	5. 퇴원시 추후간호에 대해 설명한다.		
	- 환자에게 퇴원 후 복용할 약 이름, 시간, 방법, 용량, 부작용에 대해 설명한다.		
	- 환자에게 퇴원후 활동범위에 대해 설명한다.		
	- 환자에게 퇴원후 치료의 내용과 방법에 대해 설명한다.		
	- 환자에게 퇴원후 추후검진의 중요성 및 예약방법을 설명한다.		

검사전·후관리

항목	간호 표준	예	아니오
검사전간호	1. 검사의 목적, 주의사항 등에 대해 설명한다.		
	2. 검사의 절차에 대해 설명한다.		
	3. 검사 8시간 전부터 금식을 했는지 확인한다.		
	4. 검사 보내기 전에 환자상태에 대한 기록을 한다.		
	5. 검사실로 보내기 전에 지시된 투약을 했는지 확인한다.		
	6. 준비물품(챠트, X-ray 필름, 모래주머니, 검사승락서)을 확인한다.		
검사후간호	7. 활력징후는 처방대로 측정한다.		
	8. 주의사항(식이, 자세, 활동…)에 대해 설명하고 관찰한다.		
	9. 적절한 식이를 제공한다.		
	10. 적절한 자세를 취해준다.		
	11. 활력징후에 변화가 있거나 검사로 인한 부작용반응이 나타날 경우 적절한 조치를 한다.		
	12. 환자상태에 대해 기록한다.		

수술 전·후 관리

항목	간호 표준	예	아니오
수 술 전 · 후 관 리	1. 수술전 심리적 안정을 도모하기 위한 간호를 수행한다.		
	- 간호사는 수술전 환자상태를 사정한다.		
	- 간호사는 수술전 제반 처치의 내용 및 목적에 대해 설명한다.		
	- 간호사는 환자에게 정서적 지지를 준다.(경청, 설명 등, resource person 소개 등)		
	2. 수술 전 처치 및 간호상태를 확인한다.		
	- 수술전 처치 및 간호는 수행하고, 확인표는 빠짐없이 기재됐는지 확인한다.		
	- 환자가 수술실로 이송될 때, 간호사는 환자확인과 준비물품을 점검한다.		
	3. 수술후 합병증 예방을 위한 간호중재를 수행한다.		
	- 환자에게 수술 후 조기 이상의 필요성에 대해 설명한다.		
	- 환자에게 심호흡, 기침, 체위변경의 필요성을 설명한다.		
	- 수술 후 적절한 자세를 취해 준다.		
	4. 수술부위에 대한 간호중재를 수행한다.		
	- 상처 치료시 간호사가 직접 참여한다.		
	- 수술부위의 상태에 대한 사정을 한다.		
	- 사정 후 적절한 간호를 수행한다.		

2) 환경관리

항목	간호 표준	예	아니오
병실관리	1. 병실을 정리 정돈한다.		
	2. 환자방의 냉장고는 청결하며 정돈되어 있다.		
	3. 상두대, Over Bed Table은 깨끗하고 정돈되어 있다.		
	4. 병실에 필요 없는 기구가 있는지 확인한다.		
	5. 병실의 쓰레기통 : 적절히 비워져 있고 주변에 쓰레기가 없다.		
	6. 환자방의 세면대는 깨끗하고 배수는 잘 되는가 확인한다.		
	7. 화장실은 깨끗하고 시설물이 제대로 작동하는지 확인한다.		
	8. 간호사 호출기는 제대로 작동이 되는지 확인한다.		
	9. 환자방의 환기는 잘 되는가 확인한다.		
	10. 환자방의 온도와 습도는 환자에게 편안한지 확인한다.		
	11. 소음은 없는지 확인한다.		
	12. 조명은 제대로 작동하는지 확인한다.		
적출물관리	13. 적출물(솜, gauze)을 따로 관리한다.		
	14. 폐합성수지류, 재활용품, 일반 쓰레기를 분리하여 관리한다.		
	15. 혈액 bag, 항암제(set, needle, 병)을 따로 관리한다.		

3) 투약관리

항목	간호 표준	예	아니오
투약관리	1. 투약준비를 정확히 한다.		
	- 투약 order, 투약카드, 준비된 약과 용량이 일치한다.		
	- 모든 약을 투약시간 직전에 준비한다.		
	- 여러 번 사용되는 주사약 혼합시 혼합일시와 cc당 용량을 기입한다.		
	2. 정확한 시간에 투약한다.		
	3. 올바른 방법으로 투약한다.		
	- 간호사는 투약시 환자가 복용하는 것을 확인하고 도와준다.		
	- 간호사는 투약경로를 알고 수행한다.		
	4. 간호사는 환자 확인을 정확히 한다.		
	- 호명이나 명찰카드로 환자를 확인한다.		
	5. 간호사는 약의 투여목적, 작용, 부작용 및 일반적인 사용량을 알고 행한다.		
	- 투여 부작용의 발생시 적절한 대처를 한다.		
	6. 마약대장은 지정된 장소에 보관한다.		
	7. 매 근무조에 마약대장을 인수인계 받는다.(근무조, 환자명, 인계받은 수량, 서명)		
	8. 마약투약 후 마약대장에 기록한다.(투약시간, 용량, 환자당 남은 수량, 서명)		
	9. 마약 수령후 마약대장에 기록한다.(일시, 약명, 환자명, 수령수량, 서명)		
	10. 마약 반납의 경우 비고 칸에 반납이라고 기재한다.		
	11. 취소된 약의 반납을 잘 실시한다.		
	12. 잔량반납을 잘 실시한다.(3일 이내)		
	13. 향정신성 약품은 지정된 장소에 보관한다(VALIUM, TALWIN).		
	14. 마약장은 적절한 위치에 부착되어 있다.		
	15. 마약장의 잠금장치는 잘 작동된다.		
	16. 마약열쇠는 2중 잠금창치로 되어 있다.		
	17. 마약열쇠는 간호사가 몸에 지니고 있다.		
수혈관리	18. 환자의 혈액준비를 정확하게 한다.		
	- 수혈처방, 혈액 확인표와 혈액은 일치하는지 확인한다.		
	- 혈액은 적절한 방법으로 보관한다.		
	- 혈액은 이중 확인한다.		
	19. 환자확인을 정확히 한다.		
	- 호명이나 명찰카드로 환자를 확인한다.		
	20. 간호사는 수혈의 목적, 작용, 부작용 및 일반적인 주의사항을 알고 행한다.		
	- 환자에게 수혈의 목적, 작용, 부작용 및 일반적인 주의사항을 설명한다.		
	- 수혈의 부작용의 발생시 적절한 대처를 한다.		
응급 cart	21. Emergency Box 사용법을 알고 있다.		
	22. 심폐소생술시 필요한 물품과 약품에 대해 잘 알고 있다.		
	23. 심폐소생시 즉시 사용할 수 있도록 정리되어 있다.		

4) 안전관리

항목	간호 표준	예	아니오
낙상예방관리	1. 입원시 환자나 보호자에게 낙상의 예방에 대해 교육한다.		
	2. 보조난간이 필요한 환자에게 보조난간을 올려 준다. (노인 65세 이상, 무의식, 혼미, 정서불안 및 수면중 환자)		
	3. 수면중인 환자는 보조난간이 모두 올려져 있는지 확인한다. (앉아 있거나 깨어 있는 환자는 제외)		
	4. 안전간호 시행여부가 간호기록에 되어 있는지 확인한다.		
	5. 환자가 보호자에게 침대의 보조난간을 올리고 내리는 방법을 설명한다.		
	6. 혼미, 정서불안 환자에게 보호대(억제대)를 적절하게 사용한다.		
	7. 고장난 보조난간을 없는지 확인한다.		
	8. 환자운반용 cart로 이동시 보조난간을 올렸는지 확인한다.		
	9. 낙상사고위험 환자에게 "낙상주의"를 부착하였는지 확인한다. (고위험대상: 노인 65세, 혼미, 마비환자, 경련환자, irritable한 환자)		
화재관리	10. 화재발생 예방을 위한 점검을 한다.(소화기사용법, 비상구확인 등)		
	11. 화재발생시 적절한 대처법을 알고 있다.		
감염관리	12. 감염의 위험요인 ANC(absolute neutrophil count:절대호중구수), WBC counting을 확인한다.		
	13. 전신적, 국소적 감염증상을 사정한다.		
	14. 병원감염 예방지침을 준수한다.		
	15. 직원을 손상이나 감염으로부터 보호한다.		
	16. 직원의 감염사고에 대해 보고한다.		

5) 물품관리

항목	간호 표준	예	아니오
약품	1. 투약 cart는 청결하게 정리한다.		
	2. 환자의 남은 약 상태(반납기록 확인)를 확인한다.		
	3. 비품약 대장은 잘 기록하고 있는지 확인한다.		
	4. 비품 보유수는 맞는지 확인한다.		
	5. 유효기간이 지난 약은 없는가(제제약) 확인한다.		
	6. 각종 제제약은 적정량을 보관한다.		
	7. 냉장 보관이 필요한 약은 냉장고에 보관한다.		
	8. 사용 후 남은 약은 용량, 사용 개시 일을 기록한다.		
소독물품 및 린넨	9. 소독물품은 적정량을 보관한다.		
	10. 소독물품은 건조하고 깨끗한 곳에 보관한다.		
	11. 소독물품과 오염된 물품이 같은 장소에 두지 않는다.		
	12. 소독물품은 소독일 순서대로 보관한다.		
	13. 소독물품은 유효기간이 지난 것은 없는지 확인한다.		
	14. 소독물품에 indicator tape은 붙어 있는지 확인한다.		
	15. 소독물품을 떨어뜨린 경우 처리방법을 알고 있다.		
	16. 공동사용하는 기구는 매일 교환하고 있다.		
	17. 멸균품 포장지가 젖은 것은 없는지 확인한다.		
	18. 멸균품 포장지가 구멍이 났거나 열린 것은 없는지 확인한다.		
	19. 린넨은 보관 장소에 종류별로 정리하여 보관한다.		
	20. 사용한 린넨은 지정된 장소에 정리하여 보관한다.		
기타	21. 검사물 용기(적정량, 유효기간)가 정리정돈 되어 있다.		
	22. 물품 보관장은 정리 정돈되어 있다.		
	23. 기록지 보관함에는 각종 기록지가 적절히 비치되어 있다.		

6) 간호기록

항목	간호 표준	예	아니오
임상관찰기록	1. 각종 간호기록지에 병록번호, 성명(or LABEL 부착)을 기록한다.		
	2. 입원 날짜(일수), 수술 후 일수를 기록한다.		
	3. 체온, 맥박, 호흡 및 혈압을 기록한다.		
	4. 신체 측정(입원당일 체중, 신장, 체중 최소 주 1회 측정)을 기록한다.		
	5. 식이 종류(필요시 섭취열량)를 기록한다.		
	6. 활동 정도를 기록한다.		
	7. 섭취량과 배설량을 기록한다.		
투약기록	8. 투약시간, 투약간호사서명 등을 기록한다.		
	9. 투약이 안된 경우 사유(예 D/C, NPO, 거절)를 기록한다.		
	10. skin test를 시행한 경우 "약명"란에 시행시간과 반응결과를 기록한다.		
간호기록지	11. 기록마다 시간과 날짜를 기록한다.		
	12. 기록에 대한 용어사용과 철자법은 적절하게 한다.		
	13. 잘못된 기록은 붉은색으로 한줄로 긋고 "error"라고 수정한다.		
	14. 환자의 특수한 요구 및 수행된 간호행위를 기록한다.		
	15. 치료 및 처치에 대한 특수한 반응을 기록한다.		
	16. 수술 및 특수 검사(각종 ANGIO등) 전후의 간호사항을 기록한다.		
	17. 기록 후 full name으로 서명한다.		
퇴원 후 건강관리 계획지	18. 투약 및 주의사항을 기록한다.		
	19. 퇴원 시 상태를 기록한다.		
	20. 퇴원 후 건강관리에 대한 계획을 기록한다.		
간호계획지	21. 입원 시 간호계획을 기록한다.		
	22. 입원경과에 다른 간호계획 수정사항을 기록한다.		
보고	23. 각종 보고체계에 대해 알고 시행한다.		
	24. 각종 보고의 책임범위를 알고 시행한다.		

(5) 간호표준과 실시 사이의 차이를 확인하고 차이가 발생한 이유를 쓰시오.
  차이가 발생한 항목과 이유를 확인한다.

실습 주제 3. 간호생산성 향상

(1) 실습병원의 간호생산성 체계모형을 확인한다.

(2) 간호조직의 성과측정

  1) 간호생산성의 산출요소

  2) 산출변화를 일으키는 투입요소

(3) 간호부서차원, 간호단위차원에서 설정한 간호생산성 지표를 확인한다.

  1) 간호 부서지표

2) 간호단위지표

(4) 실습병원의 간호생산성을 향상시키기 위한 전략을 확인한다.

실습 주제 4. 인력관리

1. 실습간호단위내의 간호관리자들의 직급별, 직무별로 수행하는 업무확인 한다.

직무 및 직급별 직무내용	관찰일	관찰내용
수간호사		
1) 행정관리업무		
(1) 환자간호관리		
병실순회		
의료팀이나 감독간호사와 회진		
환자와 보호자의 심리적 지지		
약품, 혈액반환의 책임		
수술환자간호확인		
(2) 인력관리		
업무분담 및 배치		
근무표 작성		
간호사 근무성적평가		
간호보조인력의 근무성적평가		
직원간의 갈등처리		
(3) 사무관리		
업무계획서작성(년,월,주당계획)		
일일근무일정표 작성		
처치전표작성 및 확인		
퇴원환자 의무기록정리와 책임		
보고서 작성		
- 일일보고서		
- 사망환자보고서		
- 도주환자보고서		
- 사건보고서		
- 입·퇴원환자보고서		
(4) 물품관리		
재고조사		
물품청구		
물품수리 및 제작의뢰		
소독물품관리		
(5) 환경 및 안전관리		
병실의 정리정돈		

청소관리		
안전과 감염관리		
화재예방		
2) 행정자로서의 역할		
(1) 보고받은 사항 처리(기록과 보고)		
(2) 타부서와의 관계		
의사와의 관계		
약제과		
영양과		
방사선과		
원무과		
의무기록실		
기타		
(3) 회의참석의 권한과 의무		
수간호사가 주관하는 회의		
수간호사가 참석하는 회의		
3) 교육자로서의 역할		
(1) 신규지원 오리엔테이션		
(2) 간호학생지도 및 교육		
(3) 새로운 간호기술, 시설, 기구사용법교육		
(4) 질적 간호제공을 위한 업무계획		
(5) 환자 및 보호자 교육		
4) 기타		
책임간호사 및 낮번간호사		
1) 행정관리업무		
(1) 처방수행		
일반검사		
특수검사		
방사선과 검사		
투약		
수송		
일반처치		
식이		
(2) 병실순회		
(3) 환자교육		

2) 각종 기록관리		
(1) Kardex사용법		
(2) 입원환자 챠트작성법과 입원안내		
(3) 퇴원환자 챠트정리와 퇴원안내		
(4) 전출입환자 챠트작성법과 전동안내		
3) 사무관리		
(1) 의뢰환자 및 서류관리		
(2) 혈액청구법		
(3) 약, 혈액반환절차		
4) 원만한 팀관계 형성의 역할		
(1) 각 근무교대시의 팀 회의		
(2) 타 의료팀과의 관계		
의사		
영양사		
물리치료사		
약사		
기타		
5) 기타		
초번간호사		
1) 환자상태의 파악 및 보고		
2) 검사 및 수술을 위한 환자준비		
3) 검사 및 수술을 한 환자 간호		
4) 각종 ORDER CHECK업무		
5) 기타		
밤번간호사		
1) 환자상태의 파악 및 보고		
2) 검사 및 수술을 위한 환자준비		
3) 검사 및 수술을 한 환자 간호		
4) 필요한 장부의 정리		
5) Kardex의 정리 및 작성(간호계획)		
6) 물품관리(일일사용량 준비)		
7) 일일 병동가동수 통계		
8) 24시간 보고서 완성		
9) 병실 정리정돈		
10) 기타		

2. 간호단위 관리자의 직무를 다음의 관점에서 확인한다.

  1) 간호사-수간호사 간의 질적 간호제공을 위한 업무배분의 적절성 정도

  2) 간호사-수간호사- 다른 부서의 수간호사간의 계속적 간호제공을 위한 업무연결성 정도

3) 기타 문제점 및 학생의 관점에서 본 해결방안

3. 간호요구량의 산정

(1) 실습간호단위 내에서 환자 1인을 대상으로 그 환자의 24시간 간호요구를 확인한 후 참고자료를 이용하여 간호요구량을 조사한다.

  1) 의학적 진단명

  2) 환자의 중증도

  3) 주요간호계획

  4) 간호소요시간

(2) 간호단위별 간호인력 수요의 산정

1) 환자간호요구 조사
　　환자분류도구를 이용하여 실습간호단위의 간호인력 수요를 산정한다.

　가. 실습병원의 환자분류도구를 제시한다.

　나. 분류도구의 사용 목적

　다. 사용방법 : 점수에 따른 중등도 판정

라. 분류도구 적용시 문제점

2) 간호단위 소요 인력 산정

현 간호단위 환자를 분류하고, 그것을 기초로 간호단위에서 소요되는 간호인력을 산정한다.

환자분류	환자 수	직접간호시간 수
1군	환자 수 (명)	
2군	환자 수 (명)	
3군	환자 수 (명)	
4군	환자 수 (명)	
	총 환자 수 (명) 총 직접간호 시간 수	

3) 필요한 간호인력 추정을 위한 산정식 세우기

4. 간호인력관리 교육

(1) 신규직원을 대상으로 하는 교육을 확인하고 그 효과를 평가한다.

(2) 경력 간호사들에 의해 요청되는 교육내용이 무엇인지 확인한다.

실습 주제 5. 업무분담

(1) 현 간호단위의 업무분담체계의 유형을 확인하고 운영상의 장점과 문제점을 파악한다.

(2) 현 간호단위의 근무표 작성규정에 근거하여 근무계획표를 작성한다.
  1) 실습병원의 근무표 작성규정을 확인한다.

  가. 근무표 작성 전에 적용되는 근로기준법을 확인한다.

  나. 근무표 작성 책임자를 확인한다.

  다. 근무표작성시 기준월일을 확인한다.

  라. 근무순회 주기를 확인한다.

  마. 근무계획표 작성 후 간호부에 제출 시기를 확인한다.

  바. 휴무에 관한 규정근무표의 긴급조정의 책임과 단계를 작성한다.

2) 근무표를 작성하기 전 관련규정을 확인한다.

　가. 휴일과 관련된 규정
　　주일 휴무:　　　　　　　　　일

　　생리휴가 :　　　　　　　　　일

　　월차휴가 :　　　　　　　　　일

　나. 연장근무와 관련된 규정

　다. 근무시간에 대한 규정

　라. 휴가에 관한 규정

3) 근무계획표를 작성한다.

간호부서 근무계획표

부서명: 간호부서(병동)

　　　　　년　　　　월

간호단위관리자	중간관리자	최고관리자

직위	사번	이름	1	2	3	4	5	6	7	8	9	10	11	12	13	14	15	16	17	18	19	20	21	22	23	24	25	26	27	28	29	30	31	D수	누적	E수	누적	N수	누적	M수	누적	밀린 HD	잔여 연가	연가 총수

Day	
Mid	
Evening	
Night	

휴무 사용 현황	명수	백분율(%)
주휴	명	%
생휴 및 검진	명	%
월차	명	%

4) 근무표작성 후 소감을 적어본다.

실습주제 6. 간호전문직의 역량강화

1. 의사소통 실습

   (1) 간호단위 내에서의 의사소통 경로를 확인하고 문제점과 해결방안을 모색한다.

	구두 의사소통이 효과적인경우	문서 의사소통이 효과적인경우
업무		
상황		

(2) 간호단위에서 사용되는 의사소통의 유형을 확인하고 그 유효성을 높일 수 있는 방안을 확인한다.

	확인 된 예	개선방안
하향적 의사소통		
상향적 의사소통		
수평적 의사소통		

(3) 주장행동 실습
1) 간호현장에서 경험한 주장행동과 비주장행동을 확인한다.

	예시1	예시2
주장 행동의 예		
비주장 행동의 예		
비주장을 주장행동으로 전환		

2. 갈등관리 실습

(1) 학생 개인의 갈등관리방법을 파악한다.

〈갈등관리의 실습과제〉

다음은 다른 사람과 갈등관계에 있을 때 대처하는 행동을 나타내는 문항들이다.

다음 문항을 읽고 타인과 갈등이 있을 때 자신이 취하는 행동의 정도를 잘 나타내는 번호에 √ 표시하시오.
1. 나는 내가 원하는 것을 강력히 주장한다.   1 2 3 4 5
2. 나는 항상 논쟁에서 이기려고 노력한다.   1 2 3 4 5
3. 나는 상대방에게 내 입장의 논리를 이해시키려고 노력한다.   1 2 3 4 5
4. 나는 의견 차이를 솔직하게 토의하는 것을 좋아한다.   1 2 3 4 5
5. 나는 상호간의 의견차이를 좁히려고 노력한다.   1 2 3 4 5
6. 나는 모든 문제를 확 터놓고 토의하려고 노력한다.   1 2 3 4 5
7. 나는 서로에게 유익한 해결책을 찾도록 노력한다.   1 2 3 4 5
8. 나는 상대방과 타협하려고 노력한다.   1 2 3 4 5
9. 나는 상호간의 이익과 손해의 균형을 찾도록 노력한다.   1 2 3 4 5
10. 나는 의견 차이에 대하여 말하기도 싫다.   1 2 3 4 5
11. 나는 기분 나쁜 것은 피하려고 노력한다.   1 2 3 4 5
12. 나는 상호간의 의견 대립이 발생되는 입장은 피한다.   1 2 3 4 5
13. 나는 나와 의견이 다른 상대방의 입장을 이해하려고 노력한다.   1 2 3 4 5
14. 나는 어떤 갈등상황에서도 상호 인간관계를 유지하려고 노력한다.   1 2 3 4 5
15. 나는 상대방의 기분이 상하지 않도록 노력한다.   1 2 3 4 5

① 문항 1~3의 응답 점수를 합하면 몇 점인가? (   )점
② 문항 4~6의 응답 점수를 합하면 몇 점인가? (   )점
③ 문항 7~9의 응답 점수를 합하면 몇 점인가? (   )점
④ 문항 10~12의 응답 점수를 합하면 몇 점인가? (   )점
⑤ 문항 13~15의 응답 점수를 합하면 몇 점인가? (   )점

①의 점수가 높을수록 경쟁적 방법에, ②의 점수가 높을수록 협조적 방법에, ③의 점수가 높을수록 타협적 방법에, ④의 점수가 높을수록 회피 방법에, ⑤의 점수가 높을수록 수용 방법에 의존한다.

(2) (1)의 결과를 기초로 본인의 갈등관리방법의 향상을 위한 전략을 세운다.

(3) 간호현장에서 간호사가 직면하는 대인적 갈등의 원인을 조사하고 갈등해결 방안을 구체적으로 제시하시오.

갈등 당사자들	갈등의 원인	해결방안
의사-간호사		
간호관리자-간호사		
간호사-간호사		
간호사-보조요원		
간호팀-타부서간		

(4) 병원 및 간호 조직의 혁신과 변화를 위해서 간호사들에게 건전한 경쟁과 갈등을 조장하는 것이 필요하다. 어떤 상황을 보고 갈등의 조장이 필요하다고 생각하였으며, 갈등 조장을 위한 방안을 제시하시오.

상황	갈등을 조장하기 위한 방법
1.	
2.	

3. 간호사의 권력과 권한에 대한 실습

(1) 권력의 유형에 따라 수간호사와 간호사가 권력을 행사하는 구체적인 간호상황을 확인한다.

권력과 권한 종류	수간호사	간호사
보상적 권력/권한		
강압적 권력/권한		
합법적 권력/권한		
준거적 권력/권한		
전문적 권력/권한		

(2) 간호사가 무력감을 경험하는 구체적인 간호상황을 기술하고, 각 상황에 따른 임파워먼트의 증진 방안을 확인한다.

	무력감을 경험하는 상황	임파워먼트 증진 방안
1		
2		
3		
4		

4. 리더십 실습

(1) 간호현장에서 만난 간호관리자 1인을 선정한 후 다음 문항들에 따라 변혁적 리더십을 평가해 본다.

〈리더십의 실습〉

변혁적 리더십 구성요인	내용
카리스마	리더는 바람직한 가치관, 존경심, 자신감들을 부하들에게 심어 줄 수 있어야 하고 비전을 제시할 수 있어야 한다.
개별적 관심	리더는 부하들이 개인적 성장을 이룩할 수 있도록 그들의 욕구를 파악하고 알맞은 임무를 부여해야 한다.
지적 자극	리더는 부하들이 상황을 분석하는데 있어 기존의 합리적 틀을 뛰어넘어 보다 창의적인 관점을 개발하도록 격려한다.

〈리더십의 실습과제〉

	1 = 전혀 그렇지 않다 2 = 대체로 그렇지 않다 3 = 그저 그렇다 4 = 대체로 그렇다 5 = 매우 그렇다				
1. 간호관리자는 항상 간호사를 편안하게 해준다.	1	2	3	4	5
2. 간호관리자가 내리는 지시를 모든 사람들은 인정하는 편이다.	1	2	3	4	5
3. 간호관리자는 간호사가 목표를 달성했을 때 만족스러움을 표현한다.	1	2	3	4	5
4. 간호관리자는 간호사가 처한 어려운 문제들에 대해 새로운 관점을 제시한다.	1	2	3	4	5
5. 간호관리자는 내가 따르고자 하는 모델상이다.	1	2	3	4	5
6. 간호관리자는 간호사에게 사명감을 갖도록 한다.	1	2	3	4	5
7. 간호관리자는 자기가 없어도 간호사가 해야 할 목표를 달성할 수 있다고 느끼게 한다.	1	2	3	4	5
8. 간호관리자는 간호사가 이전에는 의문을 갖지 않았던 문제들에 대해 다시 한번 생각하게 한다.	1	2	3	4	5
9. 간호사는 간호관리자의 장애 극복의 능력과 판단을 믿고 따른다.	1	2	3	4	5

10. 간호관리자는 간호사에게 의욕을 북돋아준다.	1	2	3	4	5
11. 간호관리자는 간호사가 업무를 잘 수행했을 때 신뢰한다.	1	2	3	4	5
12. 간호관리자와 인연을 맺은 것을 간호사는 자랑스럽게 생각한다.	1	2	3	4	5
13. 간호관리자는 간호사가 무엇을 중요시해야 하는지를 알도록 하는 능력이 있다.	1	2	3	4	5
14. 간호관리자는 간호사가 원하는 것을 파악하여 그것을 할 수 있게 도와준다.	1	2	3	4	5
15. 간호관리자는 미래에 대해 긍정적인 시각을 갖도록 해준다.	1	2	3	4	5
16. 간호관리자는 병원에 대한 충성심을 갖도록 북돋아 준다.	1	2	3	4	5
17. 간호관리자는 간호사가 업무를 잘 수행할 때 칭찬해준다.	1	2	3	4	5
18. 간호관리다는 간호사가 이미 알고 있는 문제들을 새로운 방식으로 생각하게 한다.	1	2	3	4	5
19. 간호사는 간호관리자를 전적으로 신뢰한다.	1	2	3	4	5
20. 간호관리자는 협력하여 일하면 목표를 달성할 수 있다는 비전을 간호사를 고무시킨다.	1	2	3	4	5
21. 간호관리자는 다른 사람에게 무시를 당하는 간호사에게 개인적인 관심을 보여 준다.	1	2	3	4	5
22. 간호관리자는 간호사가 아이디어와 의견을 적극적으로 개진하도록 격려해 준다.	1	2	3	4	5
23. 간호관리자는 간호사들의 개인적 사정을 고려하여 대우해준다.	1	2	3	4	5
24. 간호관리자는 간호사가 타인의 입장에서 이해하도록 조언해준다.	1	2	3	4	5
25. 간호관리자는 간호사에게 목적의식을 심어준다.	1	2	3	4	5
26. 간호관리자는 간호사에게 있어서 성공과 성취의 상징이다.	1	2	3	4	5
27. 간호관리자는 간호사로 하여금 업무에 몰두하도록 만든다.	1	2	3	4	5

영역	문항 번호	점수합계	평가
카리스마	1, 2, 5, 6, 9, 10, 12, 13, 15, 16, 19, 20, 21, 24~27		
지적 자극	4, 8, 18		
개별적 배려	3, 7, 11, 14, 17, 21, 23		

(2) 간호관리자의 업무수행과정에서 관찰된 리더십을 파악한다.

대상	파악사항	리더십의 예
수간호사		
책임 간호사		
간호사		

5. 동기부여 실습

(1) 간호현장에서 간호사들에게 동기부여를 부여하는 상황과 동기부여를 저해하는 상황을 확인한다.

	동기부여 상황	동기부여를 저해하는 상황
상황1		
상황2		

(2) Maslow의 이론에 입각하여 병원, 간호부, 간호단위에서 간호사의 욕구를 충족시키기 위해 사용하는 구체적인 관리방법을 확인한다.

	병원	간호부	간호단위
자아실현 욕구			
존경 욕구			
소속·애정 욕구			
안전 욕구			
생리적 욕구			

실습주제 7. 간호 질 관리

1. 간호의 질관리 실습

(1) 간호의 질 평가도구를 사용하여 간호의 질을 평가한 후 문제가 있는 부분의 질을 향상시키기 위한 방법을 모색하여 쓰시오.

참고자료1) 간호의 질향상을 위한 평가지(간호기록)
간호단위(   )   일시 :

항목		표준	구분 2	1	0	해당 없음
일반 사항	1	깨끗하며 알기 쉽게 기록하였는가?				
	2	각종 기록지에 성별, 나이 및 성명을 기록하였는가?				
	3	인정된 약자를 사용하였는가?				
임상관찰기록지(체온표)	4	입원일과 수술후 일수를 기록하였는가?				
	5	체온, 맥박, 호흡 및 혈압을 정확히 기록하였는가?				
	6	섭취열량 및 식이종류를 기록하였는가?				
	7	활동정도를 기록하였는가?				
	8	수면상태를 기록하였는가?				
	9	필요한 경우 안전간호사항을 기록하였는가?				
	10	필요한 경우 섭취량과 배설량을 기록하였는가?				
	11	타과 의뢰 및 치료사항에 대한 기록을 정확히 하였는가?				
	12	처치 및 시술사항을 정확히 기록하였는가?(수행여부, 완료시간 등)				
	13	임상검사 및 특수검사 사항을 정확히 기록하였는가? (수행여부, 완료시간 등)				
투약기록지	14	약품명은 full name 혹은 인정된 약자로 기록하였는가?				
	15	약품의 용량은 1회 분량을 기록하였는가?(복합제제는 제외)				
	16	투여횟수와 방법이 기록되었는가?				
	17	투여후 정자로 성과 이름을 기재하였는가?				
	18	투약사항의 변경이 있는 경우 새로운 "약명"란에 모든 사항을 기록하였는가?				
	19	투약이 중단된 경우 중단된 시간에 "중지" 또는 "D/C"라고 기록하였는가?				
	20	skin test를 시행한 경우 새로운 "약명"란에 적색으로 약품명과 방법을 기재하고 "날짜"란에 시행시간과 반응결과를 기록하였는가?				
	21	투여 못한 약은 해당 시간에 "○"치고 서명한 후 간호일지에 그 사유를 기재하였는가?				

간호력	22	환자에 대한 일반정보를 자세히 기록하였는가?			
	23	건강과 관련된 정보를 정확히 기록하였는가?			
	24	의식 및 정서 상태를 정확히 기록하였는가?			
	25	정보를 사정하여 정확히 분석하였는가?			
간호일지	26	근무조별로 명확하게 기록하였는가?			
	27	환자의 특수한 요구 및 수행된 간호행위를 자세히 기록하였는가?			
	28	간호와 치료에 대한 특수한 반응을 기록하였는가?			
	29	수술 및 시술 전후의 간호사항을 자세히 기록하였는가?			
	30	환자가 검사 갈 때와 돌아왔을 때의 환자상태 및 시간을 정확히 기록하였는가?			
	31	잘못 기재시 붉은 색으로 긋고 error라고 표시했는가?			
	32	입원시 간호 및 교육 상태는 기록되었는가?			
퇴원기록지	33	퇴원시 환자정보는 기록되어 있는가?			
	34	퇴원후 환자교육 및 간호사항은 기록되어 있는가?			
	35	교육후 이해정도 평가는 기록되어 있는가?			
	36	퇴원요약은 잘 기록되어 있는가?			
기타	37	전과, 전동일지는 자세히 기록되어 있는가?(전과사유, 환자요약, 전과, 전동시 환자상태, 환자 약 및 방사선 film, 기타자료 등)			
	38	기록지는 순서대로 묶어져 있는가?			
	39	임상검사 결과지는 깨끗하고 빠짐없이 붙여져 있는가?			
	40	방사선 소견서는 깨끗하고 빠짐없이 붙여져 있는가?			
		sub total			
		total			

*total 점수를 100점 만점으로 환산한다.

$$\frac{\text{total 점수} * 100}{(40-\text{NA 문항수}) * 2\text{점}}$$

참고자료2) 간호의 질향상을 위한 평가지(물품관리)

항목		표준 / 구분	2	1	0	해당없음
약품관리	1	투약장은 정리되어 있고 잠궈져 있는가?				
	2	환자의 남은 약은 반납되어 있는가?				
	3	비품약 대장을 잘 쓰고 있으며 비품 보유수가 맞는가?				
	4	유효기간이 지난 약은 없는가?				
	5	마약장은 잠궈져 있고, 열쇠는 책임간호사가 갖고 있는가?				
	6	마약대장은 잘 쓰고 있는가?				
	7	환자 약 처방전은 환자별로 철해져 있는가?				
	8	각종 제제약은 제 위치에 적정량이 보관되어 있는가?				
	9	냉장보관이 필요한 약은 냉장고에 보관되어 있는가?				
의료용품관리	10	사용 후 남은 약에는 용량과 사용개시일이 명기되어 잘 보관되어 있는가?				
	11	정기적으로 의료기기 및 의료용품의 기능, 고장유무가 잘 보관되어 있는가?				
	12	특별조작이 필요한 의료기기의 사용법은 부착되어 있는가?				
	13	Emergency kit(cart)는 항상 사용할 수 있는 상태로 비치되어 있는가?				
	14	다음 의료용품들은 즉시 사용할 수 있도록 제자리에 정리되어 있는가?				
		변기				
		Humidifier(가습기)				
		O_2 Gage				
		Suction기				
		Ambu - bag, mask				
		I.V.stand				
		Screen				
		Wheel chair				
의료용품		좌욕의자				
		Side Lamp				
		Heat Lamp				
		EKG				
		Defibrillater				
		체중계, 신장계				
진료물품관리	15	린넨장(cart)에는 린넨이 종류별로 정리되어 있는가?				
	16	린넨은 적정량(표준보유량)이 보유되어 있는가?				
	17	햄퍼주머니는 잘 정리되어 있는가?				
	18	각종 대장과 청구서는 정리되어 있는가?				
	19	병동의 비품 인수인계는 근무교대시마다 정확히 시행되고 있는가?				
	20	진료재료는 종류별로 표준량이 보유되어 있는가?				
	21	각종 set등 소독물품은 적정수가 보유되어 있는가?				
기타	22	소독물품은 소독 유효기간이 지난 것은 없는가?				
	23	사용된 빈병은 비소독물실에 모아져 있는가?				
	24	사용된 주사기와 바늘은 잘 모아져 있는가?				
	25	각종 검사물 용기는 라벨이 붙여져 있고 적당량이 보유되고 있는가?				
	26	검사물 의뢰서함에는 각종 검사용지가 적절히 꽂혀져 있는가?				
		sub total				
		total				

*total 점수를 100점 만점으로 환산한다.

$$\frac{\text{total 점수} * 100}{(40-\text{NA 문항수}) * 2점}$$

참고자료 3) 간호의 질향상을 위한 평가지(환경관리)

항목		표준	구분	2	1	0	해당없음
병실 및 각 실 관리	1	침상은 깨끗하며, 홑이불은 정돈되고 구김살이 없는가?					
	2	상두대, 오버 베드 테이블은 깨끗하고 정돈되어 있는가?					
	3	환자방에 필요 없는 기구는 없는가?					
	4	환자방에 쓰레기통은 비워져 있는가?					
	5	옷장은 잘 정돈되어 있는가?					
	6	환자방의 세면대는 깨끗한가?					
	7	화장실은 깨끗한가?					
	8	화장실의 응급호출기는 제대로 작동이 되는가?					
	9	환자방의 환기는 잘 되는가?					
	10	환자방의 온도는 환자에게 편안한가?					
	11	소음은 없는가?					
	12	조명은 환자에게 적당하며, 전등의 고장은 없는가?					
	13	환자 퇴원시 침대 매트리스는 매번 소독하는가?					
	14	병실바닥은 미끄럽지 않게 항상 건조되어 있는가?					
	15	환자방에 해충은 없는가?					
	16	간호사실은 깨끗하며 정리정돈 되어 있는가?					
	17	간호사 호출기는 제대로 작동되는가?					
	18	조제실은 깨끗이 정돈되어 있는가?					
	19	치료실은 깨끗이 정돈되어 있는가?					
	20	치료실 냉장고는 청결하며, 정돈되어 있는가?					
	21	소독물실은 깨끗하며, 용도에 맞게 이용되는가?					
	22	욕실은 깨끗이 정돈되어 있는가?					
	23	비소독물실은 깨끗하며 용도에 맞게 이용되는가?					
	24	배선실은 깨끗하며, 정해진 시간에만 열려져 있는가?					
기타	25	배선실 냉장고는 청결하며, 잘 정리되어 있는가?					
	26	보리차 음수기는 깨끗하며, 보리차는 충분한가?					
	27	복도에 필요 없는 물품은 없는가?					
	28	소화기는 언제나 활용할 수 있도록 비치되어 있는가?					
	29	비상구는 잠궈져 있지 않은가?					
	30	필요 없는 곳에 소등은 되어 있는가?					
			sub total				
			total				

*total 점수를 100점 만점으로 환산한다.

$$\frac{\text{total 점수} * 100}{(40-\text{NA 문항수}) * 2점}$$

(2) 간호서비스 만족도 실습

1) 간호서비스 만족도 측정도구를 이용하여 환자 및 보호자의 간호서비스 만족도를 측정한 후 만족도를 향상시켜야 하는 부분을 확인하고 만족도를 향상시킬 수 있는 방법을 쓰시오.

(참고자료)
간호서비스 만족도 측정도구

◆ 입원환자용 설문지 ◆

안녕하십니까?
 본 병원에서는 귀하께서 보다 편안한 마음으로 진료를 제공받도록 하기 위해 노력하고 있습니다. 이 설문지는 귀하가 입원 기간 중 느끼신 사항을 알아보고, 파악된 문제를 개선, 보완하고자 제작되었습니다. 귀하께서 응답하신 모든 내용은 통계 자료로만 사용됩니다.
 귀하의 협조 부탁드리며 빠른 쾌유를 빕니다.

Ⅰ. 일반적 특성
 1. 입원 병실 _____   2. 입원과 _____
 3. 입원경로 _____ ①외래_____ ② 응급실 _____
 4. 성별 _____   5. 나이 _____   6. 입원횟수 _____

Ⅱ. 해당사항에 √표 해주시기 바랍니다.
 1. 치료를 위해서 이 병원을 선택, 결정하신 분은 다음 중 어느 분입니까?
  ① 본인   ② 가족, 친척   ③ 친구, 이웃
  ④ 부모   ⑤ 다른 병·의원   ⑥ 기타
 2. 본 병원에 대한 안내는 어느 정도 받았습니까?
  ① 충분히 받았다   ② 보통이다   ③ 받지 못했다
  ④ 받고 싶은 안내가 있다면 _____

 3. 입원 수속후 병실 입실까지 소요된 시간은 어느 정도였습니까?
  ① 30분 이내   ② 30분~1시간   ③ 1시간~2시간
  ④ 2시간~3시간   ⑤ 3시간 이상
 4. 본 병원을 이용하시는 이유는 무엇입니까?
  ① 좋은 의료진 때문에   ② 아는 직원이 있어서
  ③ 좋은 효과를 보고 있기 때문에 ④ 직원들이 친절하여서
  ⑤ 기다리는 시간이 길지 않아서   ⑥ 거리가 가까워서

⑦ 최신장비를 구비하고 있어서　　　　⑧ 환경이 깨끗해서
⑨ 다른 병원에서 소개해 주어서　　　　⑩ 기타 이유_____

5. 필요할 때 의료진을 쉽게 만날 수 있었습니까?
　① 그렇다　　　② 충분치 못하다　　　이유는? _____
6. 담당의사는 검사결과, 병의 진행과정, 앞으로의 치료방향에 대해 설명해 줍니까?
　① 잘 설명해 준다.　　② 설명이 충분치 못하다　　③ 설명이 없다
7. 담당의사는 환자나 보호자의 질문에 성의껏 답해 줍니까?
　① 그렇다　　　② 충분치 못하다　　　③ 응답해 주지 않는다
8. 담당간호사의 병실 방문횟수는 근무시간에 어느 정도입니까?
　① 1회　② 2회　③ 3회　④ 4회　⑤ 기타
9. 담당간호사는 필요시 신속하게 방문해줍니까?
　① 신속하게 온다　　　② 시간이 많이 지연된 후 온다
　③ 다시 요구할 때까지 오지 않는다
10. 검사 전 간호사로부터 충분한 설명을 들었습니까?
　① 충분히 들었다　　② 충분치 않았다　　③ 듣지 못했다　이유는?_____
11. 투약, 처치 등에 관하여 간호사는 충분히 설명을 해줍니까?
　① 그렇다　　　② 충분치 않았다　　　③ 듣지 못했다　이유는?_____
12. 간호사는 질문에 성의껏 답해 줍니까?
　① 매우 그렇다　　② 보통이다　　③ 성의가 없다
13. 간호사의 응대 예절이 밝고 호감이 갑니까?
　① 매우 그렇다　　② 보통이다　　③ 불쾌하다 이유는?_____
14. 간호보조원의 응대 예절이 밝고 호감이 갑니까?
　① 매우 그렇다　　② 보통이다　　③ 불쾌하다 이유는?_____
15. 병실과 복도는 청결합니까?
　① 청결하다　　　② 보통이다　　　③ 불결하다
16. 공기는 쾌적합니까?
　① 쾌적하다　　　② 보통이다　　　③ 쾌적하지 않다 이유는?_____
17. 병실 온도는 적당합니까?
　① 적당하다　　　② 보통이다　　　③ 적당하지 않다 이유는?_____
18. 공용화장실은 청결합니까?
　① 청결하다　　　② 보통이다　　　③ 불결하다
19. 구내 매점을 이용하기에 만족하십니까?
　① 만족한다　　　② 보통이다　　　③ 불만족하다　이유는?_____
20. 아래의 사항들이 식사시간이나 심야(밤 11시부터 새벽 5시 사이)에 예고 없이 갑자기 실시되어 불편을 느끼신 적이 있습니까?
　1) 혈액체취　　　　　　　① 있다　　　　　　② 없다

2) 처치(드레싱 등), 검사   ① 있다   ② 없다
3) 수술 승낙서 받아가기   ① 있다   ② 없다
4) 시설 등의 보수   ① 있다   ② 없다
5) 기타(구체적으로) _____

21. 진료 과정에서 신체가 노출될 경우 수치감을 느끼지 않도록 의료진이 칸막이나 스크린 등으로 가려 주었습니까?
① 예   ② 아니오   ③ 해당없다

22. 방문객의 환자 면회시간에 대해 어떻게 생각하십니까?(오후 6시~8시)
① 환자의 정서적 안녕 상태를 위하여 철저히 지켜져야 한다
② 면회시간의 제한 없이 자유롭게 다녔으면 좋겠다
③ 상관없다

23. 다음은 직원의 친절성에 대한 내용입니다. 솔직하게 대답해 주십시오.

	매우 친절하다	친절하다	보통이다	불친절하다	매우 불친절하다
1) 의사					
2) 간호사					
3) 간호보조원					
4) 수납직원					
5) 방사선과 직원					
6) 임상병리과 직원					
7) 안내(경비) 직원					
8) 주차관리 직원					
9) 식사 배선원					

24. 본 병원의 서비스의 정도를 점수로 준다면 100점 만점에 몇점으로 주시겠습니까?

2) 1)에서 조사한 환자 및 보호자의 간호서비스 만족도 결과를 근거로 간호의질 관리를 위해 간호단위 운영개선방안을 모색한다. (명목집단기법 사용)

가. 현황 및 문제점을 확인한다.

현 황	문 제 점

나. 원인-결과도(cause-effect diagram)를 피쉬본 모형으로 그린다.

다. 개선목표를 설정한다.

라. 개선방안을 모색한다.

2. 실습병원의 간호질 향상 (CQI)경진대회 자료를 확인한다.

실습 주제 8. 마케팅 실습

1. 마케팅 믹스 실습
(1) 병원 및 간호단위에서 마케팅관점을 가지고 새로운 간호서비스가 개발된다면 어떤 서비스를 개발할 수 있는지 마케팅 믹스(4P)에 근거하여 마케팅 전략을 작성할 것.

제품 전략	기존 간호서비스 향상	
	기존 간호서비스 개발	
	새로운 간호서비스 개발	
수가 전략	간호서비스 수가 개발	
유통 전략	서비스 제공 방식 개발	
촉진 전략	간호서비스의 가치 관련 정보 전달	
	간호직의 전문성에 대한 인식 창출	

(2) 실습병원의 특징적인 마케팅활동사례를 작성할 것.

제품 전략	기존 간호서비스 향상	
	기존 간호서비스 개발	
	새로운 간호서비스 개발	
수가 전략	간호서비스 수가 개발	
유통 전략	서비스 제공 방식 개발	
촉진 전략	간호서비스의 가치 관련 정보 전달	
	간호직의 전문성에 대한 인식 창출	

간호단위 관리

실습주제 9. 물품관리

1. 간호단위 물품관리실습

   (1) 의료기기, 집기비품, 소모품, 소독물품, 린넨 등의 관리에서 관리 단계에 따른 책임을 확인한다.

수간호사	책임간호사	간호사

(2) 간호단위에서 필요로 하는 물품의 종류를 확인한다.

비품(일반)	의료비품	소모품 (의료소모품, 사무용품)

2. 물품교환체계

(1) 간호단위에서 사용되는 물품의 교환 및 소독절차를 파악한다.
　　(린넨류, 소독물품, 소모품 등)

(2) 물품의 폐기절차를 확인한다.

3. 물품의 청구, 수리 및 보관법

(1) 간호단위의 물품청구절차를 확인한다.

(2) 물품의 수리절차를 확인한다.

(3) 물품청구시 기준과 고려사항을 기술하고 물품청구(반납)양식을 확인한다.

(4) 물품의 종류별 분류방법, 보관방법 및 보관 상태를 확인한다.

4. 물품의 재고관리

(1) 물품(일반비품)의 재고 조사를 실시하고 물품의 수량과 보관 상태를 확인한다.

5. 물품의 인수 인계

(1) 매 근무별 물품(의료비품) 인수인계에 참여하고 느낀 점을 기술한다.

(2) 물품인수 인계의 방법상의 요령을 기술한다.

6. 마약관리방법과 약품의 반납절차를 확인한다.

실습 주제 10. 환경관리

(1) 간호단위의 환경상태를 확인한다.

(2) 안전한 환경조성을 위한 간호관리를 확인한다.

 1) 안전사고 방지를 위한 간호관리

2) 화재예방을 위한 간호관리

3) 교차감염 예방을 위한 간호관리

4) 소음방지를 위한 간호관리

5) 입원환자의 사생활 유지를 위한 간호관리상의 문제점과 해결방안을 확인한다.

6) 시설물, 설비의 유지, 보수절차의 문제점을 확인한다.

(3) 병원환경관리의 심미적 측면에서 중요하다고 생각되는 점을 쓰시오.

간호관리학 임상실습지침서

실습 주제 11. 간호순회 및 보고

1. 간호순회

간호단위를 순회하여 관찰한 후 발견한 사실을 기술한다(환자의 불만족의 요인과 질적간호에 영향을 주는 요인을 주관적, 객관적 자료에 근거한다).

2. 보고

근무가 끝난 후 간호단위 관리자와 동료에게 보고하고자 할 때 어떤 내용과 방법으로 보고할지 실제상황처럼 가정하여 기술한다.

Nursing narrative

인수인계사항	낮번	초번	밤번

실습 주제 12. 정보시스템의 활용

(1) 처방전달시스템의 운영체계를 관찰하고 어떤 부서와 network 되어 있는지 쓰시오.

(2) 의료정보시스템을 활용하여 간호에 활용할 수 있는 영역을 확인하여 쓰시오.

실습 주제 13. 윤리적 간호수행하기

(환자의 권리, 법, 윤리적 딜레마)

1. 환자의 권리실습

   (1) 보장되어야할 환자의 권리를 쓰시오
   1) 실습병원의 환자권리장전을 중심으로

2) 한국간호사윤리강령에 제시된 대상자의 권리를 중심으로

(2) 실습중 관찰된 환자의 권리 침해 사례를 쓰시오

2. 불법 비윤리적 행위와 관련된 실습

(1) 불법 및 비윤리적 행위 사례

(2) 불법 및 비윤리적 행위에 대한 병원의 처리 방안을 확인한다.

3. 간호실무와 법에 대한 실습

(1) 간호분쟁의 개념과 유형을 쓰시오.

(2) 실습병원의 사건보고 처리과정을 쓰시오.

(3) 실습병원의 간호수행 관련 사고예방을 위한 지침을 확인하고 쓰시오.

(4) 간호과오사례에 따라 적용되어지는 법을 쓰시오.

4. 관찰된 윤리적 딜레마에 대한 윤리적 의사결정과정 실습

(1) 간호현장에서 발생한 윤리적 딜레마사례를 쓰시오.

(2) 위에 제시한 사례에 포함된 윤리적 문제를 기술하시오.

(3) 위의 문제에 대하여 간호사들의 의사결정과 결과를 쓰시오.

(4) 위의 간호 윤리적 문제를 해결하기 위한 자신의 의견을 쓰시오.

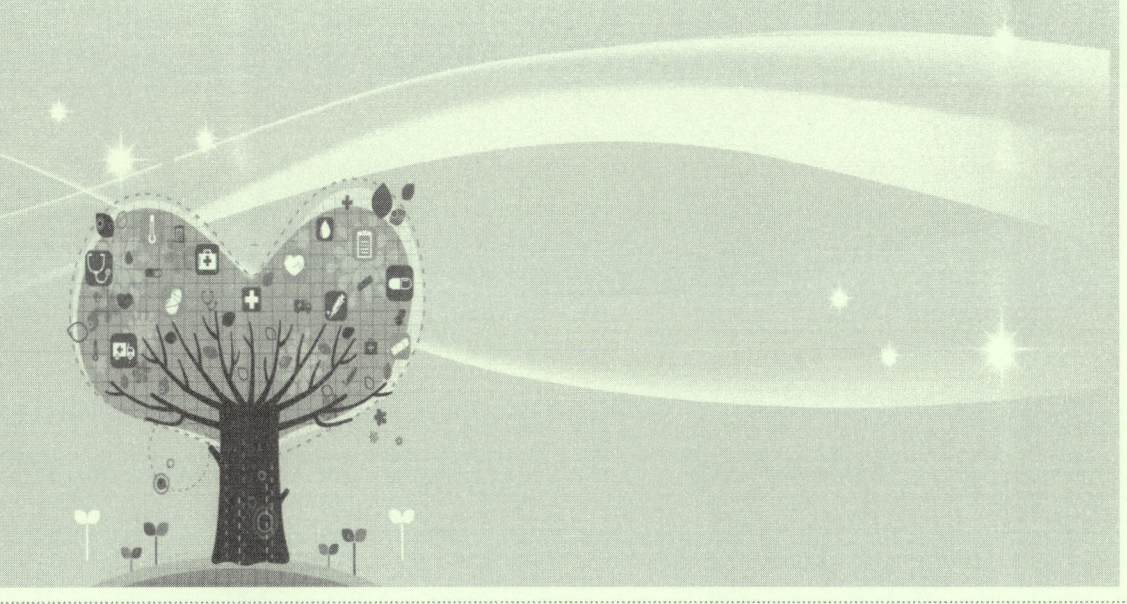

부 록

1. 일일 실습일지

2. 실습소감

3. 간호관리학실습 학생자체 평가

4. 간호관리학 실습 평가표 (학생자체평가)

5. Article 평가표

1. 일일 실습일지

실습일자		실습병원(병동)	
실습목표			
사 전 학 습(Pre-study)			

2. 실습소감

실습소감 및 건의사항
교수 feedback

3. 간호관리학 임상실습 학생자체 평가

실습일시: 　년　월　일-　월　일
실습병원 및 병동
실습자

1. 간호관리학 임상실습자체 평가

2. 실습병원 및 병동의 간호관리에 대한 평가

3. 실습 후 자신에 대한 평가

간호관리학 임상실습지침서

사진 첨부됨

4. 간호관리학 임상실습 자가평가표

공주대학교 간호학과   제   학년   학번   성명 :

실습기관 :

실습부서 :   실습기간 : 201   년   월   일 - 월   일

구분	평가 내용	아주잘함 4	잘함 3	보통 2	부족함 1
지식	간호관리과정(기획, 조직, 인사, 지휘, 통제)에 근거하여 간호단위 운영을 이해하고 설명한다.				
	환자 간호관리(병실순회, 회진참여, 환자 및 병동관련 보고)에 대한 충분한 지식을 갖고 간호에 임한다.				
	자신의 판단과 행위에 대한 논리적인 근거를 제시한다.				
기술	간호관리자의 직무와 역할을 설명한다.				
	간호생산성개념과 간호생산성지표를 알고 간호단위에서의 간호생산성 향상 전략을 설명한다.				
	간호단위의 전산관련 업무(처방전달, 간호기록, 검사결과 조회)의 흐름을 설명한다.				
	안전한 환경(소음, 청결, 낙상, 환기, 화재, 오염 등)을 유지관리 하는 방법을 설명한다.				
	타부서, 타직종과 협조적으로 업무를 수행하기 위한 업무흐름을 설명한다.				
	간호단위의 비품, 의료장비, 기구 등을 정확하게 유지 보존하는 방법을 설명할 수 있다.				
	배정된 부서의 간호업무표준과 지속적 질향상 활동에 대하여 설명한다.				
	간호수행과 관련된 의료법(기밀유지, 환자권리 등), 윤리강령을 적용한다.				
태도	환자, 동료, 직원 간에 대인관계가 원만하다.				
	배우려는 자세로 임한다.				
	언행과 복장이 단정하다.				
	시간을 잘 지킨다.				
총 점					

출결사항	월	화	수	목	금	기 호	결석	지각	조퇴	무단이탈
	월	화	수	목	금		×	△	○	

평가자 총평		수간호사: 인 평가날짜: 20 년 월 일

공주대학교 간호학과

5. Article 평가표

Article 평가표

제목 :   **발표일 :**

구분	내용	배점		
		3	2	1
주제선택				
Article 구성				
발표 및 제출				
총 점		( )점/30점		
발표팀				
평가자	계급 : 성명 :			

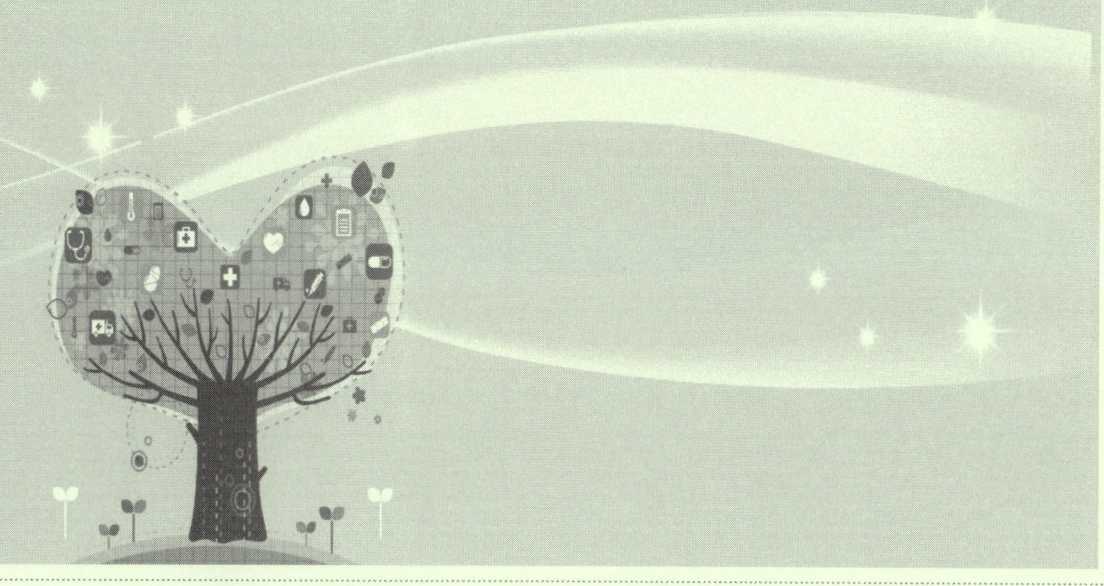

참 고 자 료

1. 간호관리진단
2. 간호진단 시 알아야할 내용
3. 간호부서 및 간호단위의 목적, 철학, 목표
4. 간호부서 및 간호단위의 정책 및 절차
5. 간호부서의 업무계획서
6. 간호서비스 마케팅
7. 간호생산성지표
8. 간호인력 확보관리
9. 간호인력 개발관리
10. 간호인력 평가관리
11. 의료기관리 CQI 활동
12. 간호영역에서의 정보체계 응용
13. 기타 간호영역에서 사용하는 서식
14. 핵심기본간호술 평가항목 및 프로토콜

1. 간호관리진단

진단번호	간호관리진단	NURSING MANAGEMENT DIAGNOSIS
1	비효율적 변화관리	Change management, ineffective
2	비효과적 평가방법	Evaluation, ineffective
3	비효과적 의사소통	Communication, ineffective
4	비효과적 조직관리	systems management, ineffective
5	부적절한 의사소통기술	Communication skills, inadequate
6	부적절한 문제해결기술	Problem solving skills, inadequate
7	부적절한 직원 활용	Staff utilization, inappropriate
8	부적절한 협력기술	Collaboration skills, ineffective
9	부적절한 예산설정기술	Budgeting skills, inadequate
10	비효과적 훈련방법	Disciplinary methods, ineffective
11	비효과적 자원관리	Resource management, ineffective
12	미래비전 부족	Vision perspective, lack of
13	직원교육지원부족	Staff education, inadequate support
14	비효과적 시간관리	Time management, ineffective
15	비효과적 갈등해결	Conflict resolution, ineffective
16	비효과적 문제해결	Problem solving, ineffective
17	부적절한 지도자적 기술	Leadership skills, ineffective
18	부적절한 관리기술	Management skills, ineffective
19	역할 갈등	role conflict
20	부적절한 업무위임 기술	Delegating skills, inadequate
21	직원역량 부족	Staff competence, inadequate
22	책임감 부족	Accountability, lack of
23	불충분한 직원 수	Staff, inadequate numbers
24	대상자와의 비효과적 관계	Customer relations, ineffective
25	부적절한 직원 배치	Staff mix, inappropriate
26	비효과적 업무수행평가방법	Performance evaluation methods, ineffective
27	비효과적 재정관리	Financial management, ineffective
28	비효과적 의사결정	Decision making, ineffective
29	비효과적 우선순위배정	Priority setting, ineffective
30	비효과적 질평가방법	Quality evaluation methods, ineffective
31	법적 채김에 대한 지식부족	Legal accountability ; knowledge deficit
32	불충분한 보조 지원	Ancillary support, inadequate
33	비효과적 집단 과정	Group process, ineffective
34	비효과적 지도력	Leader ship, ineffective
35	결핍된 힘북돋우기	Empowerment, lack of

36	과도한 스트레스 수준	Stress level ; excessive
37	불충분한 우선순위 배정	Priority setting, inadequate
38	부적절한 대인관계기술	Interpersonal skills, inadequate
39	행정적 지원 부족	Administrative support, lack of
40	동기부족	Motivation, lack of
41	부적절한 협상 기술	Negotiation skills, inadequate
42	과도한 생산성 기대	Productivity expectations, excessive
43	부적절한 면담기술	Interviewing skills, inadequate
44	비효과적 조직 구성기술	Organizational skills, inadequate
45	부적절한 오리엔테이션	Orientation, inadequate
46	과도한 업무 부담	Workload, excess
47	비효과적 정치적/법적 인식	Political/legal awareness deficiency
48	비효과적 위기 관리	Risk management, lack of
49	전문직업의식 부족	Professionalism, lack of
50	부적절한 질적 간호	Quality care, inadequate
51	부적절한 전문직 발전	Professional development, inadequate
52	부적절한 정책개발	Policy development, inadequate
53	사기부족	Morale, lack of
54	예측할 수 없는 업무 분담	Work load, unpredictable
55	간호투입요소 부족	Input from nursing, lack of
56	부적절한 직무기술서	Job description, inadequate
57	비효과적 관리	Management, ineffective
58	비효과적 조직화 방법	Organizational methods ; ineffective
59	열악한 업무 환경	Work environment deficiency
60	사회문화적 다양성에 대한 민감성 부족	Sociocultural diversity, insensitivity
61	비효과적 노사관계	Labor relations methods ; ineffective
62	비효과적 대처 기술	Coping skills, ineffective
63	과도한 서류 업무	Paperwork, excessive
64	생산성 감소	Productivity decreased
65	비효과적 고용정책	Hiring policy, ineffective
66	부정적 조직 분위기	Organizational climate, negative
67	비효과적 정책	Policy, ineffective
68	자기주장 부족	Assertiveness, lack of
69	윤리에 대한 갈등적 관점	Ethics, conflicting perspectives
70	존경심 부족	Respect, lack of
71	불충분한 재정	Finances, inadequate
72	비효과적 직원지원 프로그램	Employee assistance programs, ineffective

2. 간호진단 시 알아야할 내용

■ 간호진단 진술의 오류방지

진단 진술을 기록하는 것은 지식과 연습이 필요하다. 진단진술의 정확성과 유용성을 높이고 실패를 줄이기 위해서 간호사는 몇 가지 오류를 피해야 한다.

1) 간호진단으로 오인하기 쉬운 것

간호사가 간호진단을 내릴 때 간호진단이 '될 수 있는 것'과 '될 수 없는 것'을 명확히 구분해야 한다. 현재 개발된 간호진단을 제대로 활용하고 간호진단의 정련이나 개발을 위해서 간호진단으로 오인되기 쉬운 것들에 대해 인식해야 한다. 이는 간호진단을 진술하는데 오류를 범하는 것을 막아줄 것이다.

① 간호진단은 의학진단이 아니다.

간호진단은 간호사가 치료할 수 있는 환경과 상호작용하는 대상자의 상태나 상황에 대한 반응을 진술하는 것으로 증상이나 병리상태가 대상자에게 미치는 영향을 감소시키기 위해 내려진다. 반면에 의학진단은 병리적 상태를 확인하고 명명하는 것으로 질병을 치료하거나 손상을 감소시키기 위해 내려진다. 간호진단은 의학실무가 아니라 간호의 본질을 반영한다.

〈표〉는 의학진단과 간호진단의 차이를 비교하고 있다. 하나의 의학진단에도 간호진단은 여러 개가 내려질 수가 있고, 의학진단보다 자주 변경될 수도 있다. 간호진단은 의학진단보다 훨씬 더 다양하고 유동적이다.

표. 간호진단, 상호협력문제, 의학적 진단의 비교

간호진단	상호협력 문제	의학적 진단
* 질병, 검사, 치료료 인한 잠재적인 생리적 합병증 : 두 부분 진술	* 질병, 검사, 치료로 인한 잠재적인 생리적 합병증 : 두 부분 진술	* 질병과 병리 : 보통 3단어 미만으로 작성
* 진단책임은 간호사이다.	* 진단책임은 간호사이다.	* 의사가 진단한다.
* 실재적, 잠재력, 가능한 문제	* 항상 잠재적 문제	* 실재적 혹은 가능한 문제
* 심근경색증, 심박출량 감소와 관련된 활동의 지속성 장애	* 심근경색증의 잠재적 합병증 : 울혈성 심부전	* 심근경색
* 간호사가 중재를 지시한다.	* 간호사는 문제를 예방하거나 감소시키는 조치를 지시 할 수 있다.	* 의사가 치료와 예방을 위한 일차적인 중재를 지시한다.
* 대상자 중심	* 병태생리 중심	* 병태생리 중심
* 독자적인 간호행위	* 일부 독자적인 행위도 있으나 주로 모니터링 한다.	* 의존적 간호행위
* 의학진단과 무관하게 자주 바뀔 수 있다	* 질병이 존재할 때만 존재한다.	* 그 질병이 존재하는 한 동일하다.
* 분류체계 : 개발되어 사용 중이나 계속 개발 중이다.	* 분류 체계 : 없다.	* 분류체례 : 잘 발달되어 있다.

예 : 갑상선기능항진증 ⇒ 부적절한 섭취와 관련된 영양부족
뇌졸중과 관련된 자가간호 결핍 ⇒ 신경근육계 손상과 관련된 자가간호 결핍

② 간호진단은 진단검사가 아니다.
간호진단은 진단검사가 아니고, 진단검사에 대한 대상자의 반응이다.
> **예** : 심도자법 ⇒ 심도자법의 절차에 대한 지식부족과 관련된 불안

③ 간호진단은 의학적 치료나 수술이 아니고, 치료나 수술에 대한 대상자의 반응이다.
> **예** : 암과 관련된 유방절제술 ⇒ 방사선 치료와 관련된 비효율적 대응

④ 간호진단은 시술명이 아니라 인간반응이다.
> **예** : 소변정체와 관련된 도뇨관 삽입 ⇒ 회음부 부종과 관련된 소변정체

⑤ 간호진단은 의료장비나 기구가 아니고, 이에 대한 대상자의 반응이다.
> **예** : 비위관 삽입 ⇒ 비위관 삽입과 관련된 코 점막 손상

⑥ 간호진단은 간호사의 문제를 진술하는 것이 아니다.
때로 간호사는 대상자를 '요구가 많은 환자'로 생각한다. 이러한 경우는 실제로 간호사의 문제이며 대상자가 그러한 반응을 나타내는 것은 건강문제에 적응하지 못한 결과일 수 있다.
> **예** : 비협조적임 ⇒ 예기치 못한 입원과 관련된 비효율적 대응

⑦ 간호진단은 간호수행을 진술하는 것이 아니다.
간호진단은 간호사가 대상자에게 수행해야 할 것을 진술하는 것이 아니고 건강상태를 판단하는 것이다.
> **예** : 적절한 수분 제공 ⇒ 체액부족 위험성

⑧ 간호진단은 증상이나 징후가 아니다.
> **예** : 침상안정과 관련된 폐울혈 ⇒ 부동과 관련된 기도개방 유지불능

2) 간호진단 과정상의 오류

간호사가 절대적으로 진단이 정확하다고 확신할 수 없다 하더라도 진단의 정확성은 중요하다. 흔히 발생하는 진단과정상의 오류에는 부정확하거나 불완전한 자료를 수집한 경우, 대상자의 자료와 그 진단의 특성을 비교하지 않고 진단명만을 받아들이는 것, 자료를 부정확하게 추론하는 것, 자료나 진단적 기준을 부정확하게 읽는 것, 지식의 경험의 부족으로 단서들을 놓치거나 잘못 해석하는 것 등이 있다. 오류는 진단과정의 어느 시점에서나 발생할 수 있으므로 이를 피하기 위해서 다음 사항을 주의한다.

① 부정확하거나 불완전한 자료 수집

대상자나 간호사 중에 어느 한 쪽이 속어, 은어, 전문용어 등을 사용하거나 문화적 배경의 차이로 의사소통에 장벽이 있을 때, 대상자가 간호사가 기대할 것으로 생각되는 반응을 하였을 때, 대상자가

불안, 당황, 의심, 혹은 자료의 중요성에 대한 인식 부족으로 정보를 체공하지 않았을 때 정확하고 완전한 자료수집이 안 되어 오류를 범할 수 있다.

② 성급한 진단명 채택

대상자의 자료를 진단명에서 나타나는 특성과 비교해 보지 않고 진단명을 채택했을 때 오류를 범할 수 있다.

③ 자료의 부정확한 추론

소수의 단서를 가지고 근거가 부족한 상태에서 성급하게 추론을 하면 오류를 범할 수 있으므로 자료가 불충분할 때에는 판단을 보류해야 한다.

④ 지식과 경험 부족에 의한 잘못된 해석

간호사가 튼튼한 지식기반을 구축하고 임상경험이 풍부하면 중요한 단서들이나 양상들을 쉽게 알아차릴 수 있을 뿐만 아니라, 환자자료의 의미를 정확하게 해석함으로써 진단의 정확성을 높일 수 있다. 그러나 경험이 임시적 진단을 내리는 데 도움이 될 수 있으나 과거의 경험에 너무 의존하고 검증하지 않으면 오류를 초래할 수 있다.

⑤ 비합리적 신념, 가치관, 편견, 고정관념, 직관

간호사 자신의 비합리적인 신념이나 가치관, 편견, 고정관념, 직관이 판단을 잘못되게 할 수도 있고 대상자의 개별성과 독특성을 무시할 수 있다. 모든 진단은 자료에 의존하여 해석하여야 한다.

⑥ 진단은 임시적인 결론이다

자료묶음에 대한 모든 가능한 해석들을 수용할 자세를 지녀야 한다. 진단들이 단지 임시적인 결론들임을 기억해야 하며, 상황에 근거해서 조급한 결론을 내리기보다 더 많은 자료를 수집하고 심사숙고함으로써 진단을 바꿀 대비를 해야 한다.

3) 간호진단 진술시의 오류

다음은 간호진단을 진술할 때 흔히 발생하는 오류이다.

① 관련요인과 건강문제를 역으로 진술
- 피부손상과 관련된 신체적 부동 ⇒ 신체적 부동과 관련된 피부손상

② 관련요인에 대상자의 반응을 재진술
- 불수의적인 배뇨와 관련된 기능적 요실금 ⇒ 변화된 환경과 관련된 기능적 요실금

③ 한 가지 이상의 건강문제를 함께 진술
- 신체적 부동과 관련된 여가활동 부족과 비효율적 가정관리
⇒ 신체적 부동과 관련된 여가활동 부족, 신체적 부동과 관련된 비효율적 가정관리

④ 간호사의 가치판단을 포함

간호사의 개인적 견해에서 나온 가치판단에 입각하여 간호진단을 진술하지 않는다.
- 성장발달 부진과 관련된 역할수행 장애 ⇒ 성장발달 지연과 관련된 역할수행 장애

⑤ 간호사가 변화시킬 수 없는 것을 관련요인으로 진술
- 실명과 관련된 신체손상 위험성
⇒ 주위환경에 대한 생소함과 관련된 신체손상 위험성

⑥ 건강문제에 한 가지 이상의 관련요인이 있을 때 관련요인을 각기 분리하여 진술한 건강문제에 한 가지 이상의 관련요인이 있을 때 여러 관련요인을 함께 묶어서 진술한다.
- 수분섭취 부족과 관련된 변비, 운동부족과 관련된 변비, 섬유질 섭취 부족과 관련된 변비
⇒ 수분섭취 부족, 운동부족, 섬유질 섭취 부족과 관련된 변비

⑦ 관련요인 없이 건강문제만 진술하는 것
안녕 간호진단, 증후군 간호진단을 제외하고는 관련요인 없이 건강문제만 진술하는 것은 바람직하지 않다. 왜냐하면 관련요인이 간호중재를 지시해 주기 때문이다. 관련요인이 불분명할 때에는 '불분명한 원인과 관련된'이라는 용어를 사용하여 건강문제를 진술하고 계속 원인을 찾는 것이 바람직하다.
- 통증 ⇒ 불분명한 원인과 관련된 통증

⑧ 법에 저촉되는 방식으로 진술하는 것
건강요원의 부주의나 과오, 또는 대상자의 입장을 불리하게 하는 관련요인의 진술을 피한다.
⇒ 투약오류와 관련된 체액과다
⇒ 2시간마다 체위변경을 하지 않은 것과 관련된 피부손상
⇒ 침상난간의 부재와 관련된 신체손상 위험성
⇒ 남편의 잦은 구타와 관련된 두려움

4) 진술한 간호진단 내용의 평가
간호사는 진단진술시 올바른 형식을 사용하는 것 외에도 그 내용의 질, 즉 진단들의 의미를 깊이 숙고해야 하므로 진단을 진술한 후에 다음과 같은 기준에 따라 평가해 보아야 한다.

① 진단진술이 정확하고 타당한가?
- 단서묶음을 NANDA진단명의 정의와 맞추어 본다.
- 대상자의 징후와 증상을 NANDA의 진단별 특성과 맞추어 본다.
- 잠재적 문제인 경우는 대상자의 위험요인들과 NANDA위험요인들을 맞추어 본다.

② 진단진술이 대상자 상황을 분명하게 묘사하고 있는가?
진단진술시 사투리와 약어사용을 피하고 일반적으로 다른 전문가들도 이해할 수 있는 용어를 사용해야 한다.

③ 진단진술이 간결한가?
장황하고 산만한 진술은 명확하지 않으므로 NANDA진단명을 이용하면 문제를 간결하게 진술

하는데 도움이 된다.
- 원인적 요인들이 길고 복잡하면 '복합요인과 관련된'의 어구를 사용한다.
- PES 형식으로 인해 진술이 길어질 경우는 증상과 징후를 생략하거나 진단 진술 아래에 열거한다.

④ 진단진술이 서술적이고 구체적인가?
진단진술은 대상자의 문제를 완전히 서술해야 한다.
NANDA진단명에 다음의 내용을 첨가하면 더 구체적으로 진술할 수 있다.
- 완전한 문제진술에 원인을 첨가
- 대상자의 특성을 첨가
- 수식어 첨가
- 원인에 '이차적인'어구첨가
- 콜론과 더 구체적인 문제 첨가

3. 간호부서 및 간호단위의 목적, 철학, 목표

(1) 간호부서, 팀, 간호단위의 목적

간호부서	간호팀	간호단위
1. 신속, 정확, 친절한 간호를 제공함으로써 환자의 만족을 극대화시킨다. 2. 환자중심의 양질의 간호를 제공한다. 3. 우리는 정성껏 들어주고 사려 깊게 생각하며 사랑으로 대한다. 4. 직원간의 신뢰와 이해를 바탕으로 활기찬 직장 분위기를 조성한다. 5. 신바람나고 사명감 넘치는 조직문화 창출을 위해 노력한다. 6. 선구자적인 간호 모델을 정립하기 위해 창의적이고 적극적인 사고로 연구, 개발한다. 7. 우리는 주도적인 자세로 원칙중심의 간호를 실천한다. 8. 지역사회 주민의 건강증진을 위하여 보건교육을 제공한다.	1. 원칙 중심의 간호를 신속, 정확하게 수행한다. 2. 신뢰와 존중으로 사랑을 표현한다. 3. 자발적이고, 긍정적인 사고로 즐거운 일터를 만든다. 4. 간호 발전을 위해 창의적이고, 적극적으로 연구하고 실천한다.	1. 환자에 대한 이해, 지식, 사랑을 가지고 간호에 임한다. 2. 환자 스스로 건강회복, 유지, 증진에 필요한 지식, 행동을 일할 수 있도록 교육 자료를 제공하고 돕는다. 3. 병동의 주인공은 '우리'임을 인식하고, 모든 일에 자발적, 적극적으로 임한다. 4. 환자 및 가족의 신체적, 정신적 건강을 도모하기 위해 간호영역을 확대시켜 나간다.

(2) 간호부서 및 간호단위 철학

간호부서	간호단위
A병원 간호부는 병원의 목표에 부응하며, 환자의 신체적, 정서적, 사회적, 영적인 요구에 대응해서 문제를 해결하도록 양질의 간호를 제공한다. 간호는 매우 복합적이며, 계속 변화하는 환경 내에서 즉각적인 의사결정과 행동을 요구하는 특성을 지니고 있다. 그러므로 간호부는 간호를 향상시키기 위하여 어떠한 상황에서도 적용할 수 있는 조직체계를 형성하여 간호단위에서 환자간호에 최선을 다하여 업무를 수행토록 직원을 관리한다. 또한 간호사가 간호단위에서 최대한의 양질의 간호를 제공할 수 있도록 적정수의 인력을 배치하며 간호직원의 간호실무교육을 준비하여 환자간호전달체계를 향상시키기 위한 방법을 모색해야 할 책임과 의무를 가지고 있다.	1. 환자를 신체적, 사회 심리적, 영적 욕구를 가진 인간으로 이해하고 전인간호를 제공한다. 2. 체계적인 간호의 질 평가와 간호 연구를 통한 간호사들의 전문적, 개인적 성장을 도모하여 간호의 질을 향상시킨다. 3. 환자에게 간호과정을 적용한 체계적이고 과학적인 간호를 제공 한다. 4. 환자와 가족들에게 편안하고 안정된 치료환경을 제공한다. 5. 효율적인 자원관리를 통해 환자의 만족도를 높인다. 6. 환자에게 최상의 간호를 제공하기 위해 간호사의 질을 향상시킨다.

(3) 간호부서 및 간호단위의 목표

간호부서	간호단위
1. 환자를 신체적, 사회 심리적, 영적 욕구를 가진 인간으로 이해하고 전인간호를 제공한다. 2. 환자에게 간호과정을 적용한 과학적 간호를 제공한다. 3. 직무기술서와 업무지침서에 의해 수행한 간호를 평가, 고찰하여 간호의 질을 향상시킨다. 4. 간호요원을 유효 적적하게 배치시킨다. 5. 모든 직원이 조화를 이루고 협력하여 성취감의 달성, 자신감의 고취 및 인격적으로 성장할 수 있는 기회를 갖도록 간호부내의 환경을 마련한다. 6. 모든 환자, 직원, 방문객들에게 항상 안전한 느낌을 줄 수 있는 환경조성과 서비스의 향상을 위해 노력한다. 7. 효율적인 물품관리를 통하여 병원운영에 참여한다. 8. 간호사는 의료 요원간의 의사소통을 유지, 증진하여 타 부서 지원을 받는다. 9. 지역사회와의 관계를 육성하여 발전을 도모한다. 10. 간호사 교육 프로그램에 오리엔테이션, 기술연마, 계속교육, 지도력 개발을 포함시킨다. 11. 간호사업의 전문단체에 참여함으로써 전문직으로서의 발전을 장려한다. 12. 계속적인 간호연구를 통하여 간호를 과학화하여 환자 건강을 회복, 유지, 증진시킨다. 13. 간호학생 실습교육에 참여시킨다.	1. 병원의 수용능력에 조직적이고 적절한 방법으로 치료를 제공한다. 2. 환자의 질병이나 상해에 따라 적절한 시간 내에 응급처치가 이루어지도록 한다. 3. 효과적인 처치를 위해 의료장비와 시설물을 점검 및 준비한다. 4. 1일 24시간을 기준으로 응급환자의 일반적인 요구에 적합한 간호직원을 확보한다. 5. 응급처리를 받는 모든 환자에 대한 적절한 의무기록을 작성한다. 6. 효과적인 응급처치를 수행할 수 있도록 계속적인 훈련과 교육을 한다.

4. 간호부서 및 간호단위의 정책(방침) 및 절차(업무지침)

〈투약 관리 지침〉

(1) 약품준비 및 투여전 반드시 손을 씻고, Aseptic technique을 지킨다.
(2) 약품 투여시 5right(정확한 약, 용량, 경로, 시간)을 정확히 지킨다.
(3) 의사의 처방을 완전하게 받고, 이해한 후 투약 준비한다.(약어, 도량형 단위 정확하게 알기)
(4) 환자 자신이 약을 소지하였을 경우 의사의 처방란에 기록되어야 하며 투약할 수 있다는 판명이 난 후 주도록 한다.
(5) 약을 투약 준비한 간호사가 준비한 즉시 투약하며 환자가 약 먹는 것을 확인하여야 한다.

(6) 설하, 질내, 직장내, L-tube 등으로 투여되는 약은 보호자, 환자에게 맡기지 않고 간호사가 직접 투여한다.

(7) 물약이나 침전이 생기는 약은 반드시 흔들어서 투약한다.

(8) 약의 작용, 투여방법, 기대효과를 환자에게 설명한다.(정신과 환자 및 환자가 알아서는 안 되는 경우는 제외)

(9) 항생제 주사시 시작 전 처음 한번 또는 skin test를 절대적으로 행하여야 하며,(단, 의사와 수간호사에게 보고하고 환자 기록지에 기록하며 진료카드에 약물과민반응 sticker를 부착하여 누구나 알 수 있도록 한다.)

(10) 투약 시간과 간격을 준수한다.
- 2가지 이상의 항생제 투여시 1시간 이상 간격을 두고 투여한다.
- 진통제, 항고혈압제 항경련제, 기관지 확장제 등은 일정한 간격으로 투여한다.
- 혈압 강하제를 2가지 이상 투여할 경우 시간을 겹치지 않도록 한다.

(11) IV 주입 중 Swelling이 생겼을 때 즉시 중단하도록 하며 조직에 괴사를 일으킬 수 있는 약품들은 주입시 새는 일이 없도록 각별히 주의를 한다.

예) 항암제 중 vesicant drug 종류(IV), Kcl Cacl$_2$, Calcium gluconate, Dopamine, Dilantin, Nipride

(12) IV infusion시에는 각 수액마다 Drip속도를 준수하여야 하며 희석해서 주입해야 할 항생제는 50~100cc정도로 희석해서 25gtt/min 속도로 주입한다.

(13) 10% Intralipose와 다음 6가지 항생제(Amikacin, Gentamycin, Tobramycin, Dibekacin, Micromicin, Netilmicin)는 병용시 약물 부적합 반응이 일어나므로 수액세트의 Y-site로 투여하지 않는다.

(14) 주사부위나 주사방법을 철저히 지키고, 마비가 있는 부위에는 주사를 금한다.

(15) 선 자세에서 채혈이나 정맥주사를 시작하지 않는다.(혈관 수축으로 현기증 초래)

(16) IV site와 IV line은 72hr마다 교환한다.(TPN은 24~48시간, lipid emulsion은 주입 종료시 IV line을 교환한다.)

(17) 정맥류, 하지부종, 순환상태가 좋지 않은 환자에게는 하지에 IV 하는 것을 금한다.

(18) 투약에 실수가 있었으면 즉시 담당의사와 수간호사에게 보고한다.

(19) Insulin, Digoxin, Coumadin, Heparin, Aminopyllne, Narcotics, Emergency drug, Chemotherapy agent 등은 특별주의를 요한다.

(20) 다음의 약품은 Dobutamine과의 혼합을 금한다. Cefazolin, Hydrocortisone, Cefamandol, Cephalothin, Penicillin, Heparin, Sodium ethacrynate

* Dobutamine과 병용 가능한 약 : Dopamine, Lidocaine, Tobramycin, Kcl, Nitroprusside

(21) 다음 항생제는 반드시 희석해서 점적해야 한다.
Amikin, Gentamycin, Unasyn, Erythromycin, Zovirax, Clindamycin

(22) Amphotericin B와 Sodium nitroprusside는 반드시 D5W에 희석해야 하며, Ampicillin, Cisplantin, Penicillin G Sodium, Phenytoin sodium, Procainamide는 0.9% N/S에 희석해야 약물 부적합반응이 일어나지 않는다.

〈 업무상 재해결정처리 지침〉

관련근거 : 인사 제 692호(93.10.9) 업무상 재해처리개선

(1) 사고처리 절차도

(2) 수납방법 : 미수납 처리

　업무상재해로 잠정결정 후 위원회에서 인정여부를 최종 결정하게 된다. 불인정사고는 본인이 부담한다.

(3) 근태처리 : 발생시부터 업무상재해로 인정처리

　근태계제출시 '종별'은 「기타」로, '사유'는 「업무상재해」로 기록한다. 불인정사고는 본인의 연·월차·병가 등으로 서급하게 된다.

(4) 야간 및 휴무일에 사고가 발생했을 때에는 선조치(응급진료)하고 후보완(확진은 발급받아 응급수납에 전달)할 수 있다.

(5) 유의사항

① 필요시 안전관리요원이 직접 현장을 확인해야 할 경우도 있으므로 사고발생시 신속히 신고한다.

② 관련서류 제출시 가능한 사고자 본인이 직접 제출하여야 사고원인분석, 사고자 과실여부 판단, 문제점 파악 및 대비책 수립, 보완서류통지 등이 가능하다.

③ 응급실 부실장 부재시 응급실 당직의사에게 진료를 받는다.

④ 진단서는 추후진료나, 근태 처리가 필요한 경우에도 제출한다.

5. 간호부서의 업무계획서(안)

1) 간호사 실명제 추진팀 운영계획안

· 팀명 : 간호사 실명제 추진팀

· 팀의 목적 : 전문간호사로 친절하고 책임 있는 양질의 간호 서비스를 제공함으로써 내 외부 고객들로부터 신뢰감을 얻으므로 만족도를 증진시켜 병원 이미지 향상에 기여한다.

· 팀의 사명 : 우리는 서로 협력하고 의견을 자유롭게 교환함으로서 주어진 과제를 과학적으로 분석하며, 환자의 요구에 부응하는 간호 서비스를 제공함으로 간호사의 위상을 정립하고 고객의 만족도를 향상시키기 위한 간호사 실명제 추진팀의 성공을 위해 최선을 다한다.

· 팀 구성 : 총 11명

· 기대효과

　- 간호서비스에 대한 환자 만족도 증대

　- 전문 담당 간호사제도 확립으로 팀 간호의 원활한 운영

　- 간호 서비스 결과의 Feedback 및 개선방안의 마련 용이

　- 간호사 외 타 직종으로의 확산

· 운영계획안
  - 팀 목표기간 : 2013년 8월~ 12월, 5개월간 예정
  - 단계별 운영계획

단계	목표기간	일종	단계별 과제
계획	2주간	8/3~8/15	· 팀 구성원의 필요성 · 팀 운영내규
분석	3주간	8/17~9/5	· 고객의 기대 및 현재 상황 파악 : 설문조사 · 개선 가능성 분야의 집중 검토 · 팀의 관리 및 업무책임 분담
설계	3주간	9/7~9/30	· 실행방안의 모색과 선택 · 작업흐름 설계 · 팀의 업무책임 할당
실행	6주간	10/1~11/14	· 실행방안의 적용 : 시범병등 · 예상되는 문제 및 상황별 대응계획 수립
평가	4주간	11/16~12/12	· 시범적용 결과의 평가 · 결론 추론 및 보고서 작성 · 결과적용의 유지방안 마련 : 주기적 평가 · 성공적인 팀 성취 축하
보고	1주간	12/14~12/19	· 결과보고 · 개선방안의 표준화 및 확산 적용

· 팀의 운영내규
  - 의사결정 방법
  - 회의 운영
  - 팀원의 임무
  - 보고 및 결재
  - 의사소통 원칙
  - 비밀유지

2) 간호사의 일별 업무계획서

단계	시간	업무	구체적인 업무내용
DAY DUTY (07:30~ 15:30)	07:30	각종 물품 인계	- 비품약, 마약, ER Cart 등 인계 - 의료비품, 담요, 소독물품, 진료재료
		근무자 확인	- duty 근무자를 확인하여 HN에게 보고한다.
		환자 인수인계	- 간호단위 업무계획서를 통해 그 날의 검사, 수술, 식이 변경, 특수간호를 요하는 환자, 퇴원 등을 인계 받으며 하루의 업무를 계획한다. - 카덱스를 중심으로 전체 환자 인수인계(신환, 중환, 수술 환자에 대해 상세히)
		병실 rounding	- night 근무자가 함께 환자의 상태를 파악하고 환자의 식사가 정확히 들어갔는지, 수술검가 준비가 잘 되었는 지 등을 확인한다.
	08:00	검사물 확인	- 오늘의 검사물 대장과 Barcode, 검사물 채취된 것을 대조 확인한다.
		행정업무처리	- 퇴원결정서를 퇴원계로 보낸다.
		소독물품교환	- 비소독물품은 확인 후 중앙공급실로 보낸다. - 중앙공급실에서 온 소독물품과 전날 작성한 청구서와 대조 확인한 후 수령한다. - 반납, 청구량을 장부 정리한다.
	04:00	Morning car & Bed making	- 침상주변, 병실 정리 정돈을 한다. - 위생간호가 필요한 환자를 파악하여 실시한다.(구강간호, 피부위생 등)
		행정업무처리	- 전일 퇴원환자의 챠트를 반납한다.
	09:00	24시간 보고서 작성 및 투약	- 투약시에는 반드시 5Right를 지킨다.
	09:30	Team conference	- 인수인계시와 병실순회시 파악한 정보를 기초로 간호 계획을 수립한다.
	10:00	활력측정과 간호계획 시행	- 각 환자의 상태를 파악, complaint check하며 의사에게 보고하거나 적절한 조치

단계	시간	업무	구체적인 업무내용
		각종검사 및 처치	- 검사와 관련된 검사전 간호시행 및 점검
		의사지시수행	- Simple X-ray, EKG 등은 신속히 check 되도록 하고 특수검사는 예약된 시간에 이루어지도록 한다. - Dressing 및 특수 처치시 준비하고 참여하여 환자 상태를 관찰
	11:30	Charting	- 시행한 일을 미루지 말고 시행 직후 기록한다.
		퇴원환자간호	- 시행한 환자교육 및 간호
	12:00	점심식사	- 교대로 식사 - 환자 식사 확인
	13:00	각종 검사후 간호와 special V/S 측정	- 추가 의사지시나 관련된 업무수행 - 특수검사나 시술 후의 환자를 교육하고 간호한다.
	14:00	투약	- 직접 투약하고 확인한다.
		Rounding	- Suction set 교환, 사용중인 O_2 점검 및 간호 - 사용하지 않은 병원물품은 회수한다. - I&O Subtotal 계산
		Charting	- Day duty 동안 있었던 환자상태, 행해진 모든 처치를 기록하고 누락된 것을 확인하고 기록한다.
		입원환자간호	- 식이입력, 간호정보조사지 작성
		정규약 수령	- 병동용 약 처방전과 대조 확인 후 수령하여 환자 약 칸에 분류하여 넣는다.
		진료재료수령 처치재료처방 입력	- 병동용 진료재료처치처방 list와 확인 후 수령하여 정리한다.
		간호사실 정돈	- 그 날의 Day업무를 확인, 정리하고 인계 준비한다.
	14:30	환자인수인계	

단계	시간	업무	구체적인 업무내용
EVENING DUTY (14:30~ 22:30)	14:30	각종 물품인계 근무자 확인	- 병실을 다니면서 확인한다.
		환자 인수인계	- Rounding하면서 인수인계한다.(condition, complain, day 때 행해진 치료와 간호)
			- 환자 수 파악(산책, 도주, 검사중, 외출 등)
			- 애로사항 파악환자, 보호자, 간호사
			- 화재, 위험물 check
			- 시설물의 파손, 고장여부 확인
			- Team conference
	16:00	24시간보고서 작성	- Team conference 위생간호실시 (hair shampoo, 구강간호)
	17:00	활력징후측정	
	18:00	저녁식사, 환자식사 확인, 검사결과 확인	
	19:00	Medication Charting	
	21:00	다음 날 수술배정자, 특수검사예정자의 전처치 및 간호시행	- 수술에 대해 설명해 주고 의가와의 면담을 배려해 준다. - 수술환자의서약서를 받았는지 확인한다. - shaving, enema, NPO교육을 실시한다.
		퇴원예정자 통보 및 퇴원식이 입력 보호자 관리	
		검사물대장 확인	- 검사물대장을 확인하여 환자에게 대소변 및 객담 채취의 정확한 방법을 설명하고 검체용기를 준다.
		처치재료처방 입력	
	22:00	Charting	
		투약	
		I/O subtotal 계산	
		Special V/S	
		병실 Rounding	
		취침전 간호	- 환자가 충분한 휴식과 수면을 취할 수 있도록 도와준다. - Side rail을 확인한다.
		환자인수인계	

단계	시간	업무	구체적인 업무내용
NIGHT DUTY (22:00~ 08:30)		각종 물품인수인계 근무자 확인	
		환자인수인계	- 환자수를 파악한다.
	22:30	병실 Rounding	- 침대의 side rail을 올렸는지 확인한다. - 소등하여 환자의 수면을 돕는다. - 화재, 위험물 check - NPO팻말이 부착되었는지 확인한다.
	23:30	24시간 보고서 작성	
		Chart review	- 전체 챠트를 점검한다. - D, E duty 때 누락사항이 있으면 보충한다. - 각 기록지의 heding이 빠진 것을 기록한다. - order확인(검사 list, 약처방)→order review화면을 보면서 order를 체크한다. 의사지시와 간호지시를 점검하여 카드를 만들고 카드꽂이판에 꽂는다. - 검사결과 확인 - 간호계획 수립, 식이 list 확인
	23:30	야식	
	24:00	환자일보 작성	
		투약	
	01:00	Kardex 출력 및 정리	- 당일 order를 출력된 Kardex와 비교 확인한다.
		투약 list 확인 및 정리	
	02:00	활력징후측정	
		투약	
		각종입력현황확인	
		병실 rounding	
	02:30	휴게시간	
	03:00	검사물 대장확인 및 출력	- barcode도 출력하여 확인하고 정규 채혈할 수 있게 준비해 둔다.
		간호단위 업무계획서 출력 및 확인	
		program & OCS loading 처치재료처방입력 및 D, E 누락사항보충	

단계	시간	업무	구체적인 업무내용
NIGHT DUTY (22:00~ 08:30)	04:00	치료실 점검	- 치료실 정리
			- Dressing cart 정리정돈
			- 비소독물품 정리정돈
			- 주변 환경 정리
		물품, 투약정리	- 당일 D, E duty 때 사용한 물품과 약품을 준비한다.
			- 비품약 등을 정리하고 medication cart를 정리한다.
			- 반납약을 조회하여 약품과 대조하고 반납할 수 있게 준비해 둔다.
	05:00	수술 및 검사환자 재점검 및 준비	
		활력징후,I/O, B.Wt., A.C 측정	
	06:00	투약	- I.V site와 start 날짜를 점검한다.
		Chating	
		검체확인	
	07:00	간호사실 정리정돈	
		Suction set 교환	
		산소흡인관련간호	- 증류수 갈아주기, 산소 mask 닦아주기
		orde지 출력	- 출력된 order를 확인하고 chart에 끼워준다.
	07:30	환자 인수인계	
	08:00	수술환자 수술장보냄	
		환자식사 확인 및 보고	

3) MBO를 적용한 간호부서의 업무계획서

병 원	간 호 부	팀	과	단 위
1. 환자만족도 제고	1) 환자간호 서비스의 질적 향상	1) 간호요구 충족도 향상	1) 1. 환자간호 만족도 향상 2. 간호절차 원칙 실천 향상 3. 단위별 핵심 간호실천(QI) 4. 간호진단 및 과정적용 활성화 5. 진료과의 팀웍 강화	1. 환자와 보호자가 만족감 표현 2. 기본 간호술의 강화로 양질의 간호 제공 3-1. 정신이 혼미한 노인 및 뇌졸중 환자의 낙상사고가 년5건 이하로 감소 3-2. 경련환자가 경련시 외상 예방 3-3. 도난사고 예방법을 교육하여 도난사고가 없다. 4. 간호진단의 활성화를 통해 체계적, 과학적인 근거에 입각한 간호제공 및 기록 5. 타 진료팀과 치료적인 관계 유지
	2) 간호직원의 자질 향상	2) 간호전문성 향상	2) 1. 간호직원 업무성취도 향상 2. 자율적 Study group 활성화 3. 최신간호 정보교환 활성화	1. 신경계, 일반외과계, 소화기계 간호사로서의 전문성을 항상 유지 2. 전문직에 대한 자부심과 긍지를 갖고 일 할 수 있도록 동기부여 및 자율성 증가
2. 원가절감	3) 인력 및 물품의 효율성 제고	3) 간호원가 절감 - 에너지 - 재료비 - 인건비	3) 1. 각종물품 적정사용 및 절감 2. 환자 간호 요구에 따른 간호 인력 유동적 배치	1. 적정수준의 물품과 장비를 확보 유지하며 원가절감 의식 고취 2. 유동적인 간호인력의 배치로 최적의 환자간호를 시행
3. 수익증대	4) 간호활동 및 수가개발	4) 효과적인 간호활용 적용 및 간호수가 개발	4) 효과적인 간호활동 적용 및 수가 개발	1. 잉여 약품 반납 2. 잉여 진료재료 반납

6. 간호서비스 마케팅

　서비스는 고객의 욕구충족을 목적으로 사람의 노력이나 설비 등을 통해 제공되는 무형의 행위나 활동을 의미한다. 다시 말해 서비스란 특정한 소비자욕구를 충족시키기 위해 개인 또는 조직에 의해 제공되는 무형의 활동을 말하며 이러한 서비스를 제공하는 개인이나 조직의 마케팅 활동을 서비스 마케팅이라 한다.

　마케팅관리는 표적시장의 욕구 충족과 조직의 목적을 달성시켜 주는 교환을 창조하고 증대하기 위하여 시장의 관련 자료를 수집·분석하고 제품, 가격, 유통 및 촉진 등에 관한 계획을 수립하고 이에 따라 수행을 하며 그 성과를 평가 및 통제하는 것이다.

　의료기관내 간호 부서에서 간호마케팅전략 과정을 이용하여 환경을 분석하고 표적시장을 선정하고 마케팅 믹스를 활용하여 간호의 질을 향상시키고 의료소비자의 만족과 간호조직의 효과성과 효율성을 증대시킬 수 있다고 본다.

1단계 : 환경분석

　환경분석에는 거시환경 분석과 경쟁환경 분석이 이루어져야 하며 거시환경을 분석함에 있어서 인구사회학적 환경, 경제적 환경, 기술적 환경, 정치적·법적 환경, 문화적 환경이 포함되고 경쟁환경에는 소비자, 경쟁병원, 공급자 등이 포함된다.

2단계 : 표적시장 선정

　이제까지의 간호는 주어지는 대상자에게만 서비스를 제공하는 좌대식의 형태로 운영되어 왔다. 그러나 간호가 전문직으로서 영역을 확립하고 수요자 중심의 건강관리 요구를 해결해 주기 위해서는 적극적이고 활발하게 간호시장을 개척해야 한다. 간호서비스 마케팅의 표적 시장에는 간호고객시장, 내부시장, 영향자 시장, 공급업자 시장, 간호의뢰시장, 간호 리쿠르트시장 등이 포함된다.

3단계 : 간호서비스 마케팅 믹스관리

마케팅믹스는 마케팅관리자가 표적시장에서 마케팅 목적을 달성하기 위하여 사용하는 통제 가능한 마케팅 수단들의 집합(set)이다.

제품 전략	기존 간호서비스 향상	간호단위별 간호질 향상 방안
		간호계별 간호질 향상 방안
	기존 간호서비스 개발	간호업무 과정 개선
		사후관리 서비스 강화
	새로운 간호서비스 개발	최근 질병추세와 관련된 간호서비스 정형화
		특수 클리닉 개설에 따른 간호서비스 개발
수가 전략	간호서비스 수가 개발	간호업무 표준화
		DRG별 간호행위 개발
		진료행위 참여 항목으로부터 간호수가 도출
유통 전략	서비스 제공 방식 개발	가정 간호서비스
		컴퓨터 통신/인터넷을 통한 상담
		원격진료 시스템
		업무과정의 자동화
		야간 및 공휴 진료
		시설의 분산화
		전화상담 서비스
촉진 전략	간호서비스의 가치 관련 정보 전달	보호자 없는 병동 운영
		직접 간호율 높이기
		퇴원환자 전화방문
		교육/상담 위주의 간호 순회
		Critical pathway 개발을 위한 간호사, 의사 공동연구
	간호직의 전문성에 대한 인식 창출	라마즈 교실 운영
		당일 수술 센타 환자 교육
		각종 교육 자료 개발 및 활용

7. 간호생산성지표

생산성이란 경제학적으로 산출물과 이의 생산에 투입된 투입요소(혹은 생산요소)간의 관계, 즉 투입요소를 표준으로 한 산출의 상대적 크기 또는 산출에 대한 투입요소의 상대적 크기로 표현된다. 즉 생산성은 개인이나 조직의 유효성을 알아보기 위해 이론적으로 도출된 추상적 개념으로서 생산활동의 합리성 정도를 나타낸다고 할 수 있다. 따라서 생산성은 직접 관찰되거나 측정될 수 있는 것이 아닌, 산출적인 생산량과 생산요소 투입량과의 관계비율, 더 나아가서는 투입과 산출 간의 산술적인 기술적, 가치적 관계비율로서의 이를 식으로 나타내면 생산성=산출/투입으로 간단히 표현될 수 있다.

간호생산성이란 투입요소인 환자의 특성과 생산자 투입요소인 간호사의 특성이 과정 요소의 작용을 거쳐 바람직한 산출을 가져오는 일련의 체계이다. 즉 한정된 투입 내에서 간호수행과 관리를 통해 바람직한 상태(산출)를 성취하는 것을 의미한다.

Jelinek 와 Dennis(1976)는 처음으로 간호생산성의 개념틀을 체계의 구조 내에서 효율성과 효과성의 개념을 포함하여 투입요소에 간호인력, 기구와 공급품, 간호제공에 사용되는 자본금을 과정요소에 환자분류체계, 지도성, 관리, 인력 관리체계를 산출요소에 재원일수, 간호시간, 간호행위절차, 방문수, 직원의 업무 수행태도를 포함시키고 이 세 요소 외에도 환경의 영향을 고려할 것을 제언하였다. ANA에 는 간호생산성 지표를 구조적, 과정적, 결과적 지표로 구분하여 다음과 같이 제시하고 있다.

구조적 간호지표

- 환자수 대 간호인력비
  - 환자대 등록간호사 비
  - 환자대 간호보조인력 비

- 간호인력 대 등록 간호사 비
  - 등록 간호사, 간호보조인력의 구성
- 간호인력의 계속성
  - 시간제 간호사 활용정도
  - 위험 배치율
  - 간호인력 이직율

- 등록 간호사의 자격
  - 등록 간호사의 근무 경력
  - 등록 간호사의 교육 수준

- 환자에게 제공된 간호시간 수
  - 환자당 등록 간호사의 간호제공시간 수
  - 전일제 간호사 대 시간제 간호사 비
- 등록 간호사 초과 근무시간
- 간호인력 사고율

과정적 간호지표

- 간호사 만족도
- 환자 간호요구(필요) 사정 및 수행
  - 환자 간호 요구 사정
  - 간호계획 개발
  - 치료적 중재, 절차의 정확도 및 적시 실시
  - 간호진단, 치료적 목표 및 간호
- 동통 관리
- 피부통합성 유지
- 환자 교육
- 퇴원 계획
- 환자 안전 보장
  - 환자 안전의 전반적 보장
  - 억제대 사용의 적절성
  - 약물을 이용한 환자 진정의 적절성
  - 물리적 억제대 사용의 적절성
- 비 계획된 환자 간호요구에 대한 반응성

〈결과적 간호지표〉

- 사망률
- 재원 기간
- 역 사고
  - 역사고율
  - 투약 사고율
  - 환자 사고율
- 합병증
  - 전체 합병증 발생율
  - 욕창 발생율
  - 병원성 감염율
  - 병원성 요도감염율
  - 병원성 폐렴율
  - 외과 상처 감염율

이외에 물품관리부문의 생산성 지표로는 의료소모품 사용량, 물품 손상률, 약품파손건수, 침상별 처치재료 사용량, 린넨 사용량, 린넨 파손 망실률이 있다.

[그림 1-1] 간호생산성 개념틀

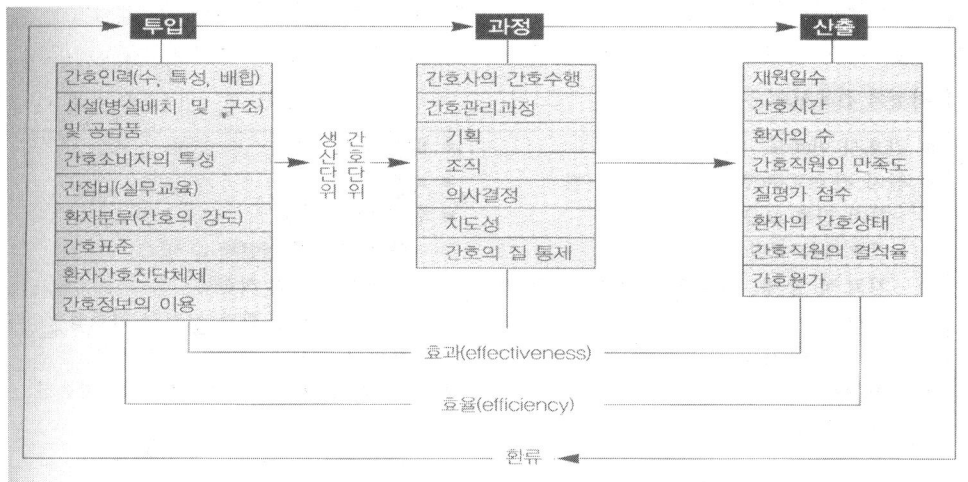

8. 간호인력 확보관리

1) 환자분류체계와 간호인력 산정방법

환자분류체계는 정해진 시간 동안 환자의 간호요구의 복합도(complexity)와 양(amount)에 따라 환자를 분류 기준에 따라 분류군으로 나누는 기법이다. 여기서는 Abdella와 Levine(1979)의 2가지 환자분류체계의 접근방법을 제시하고자 한다. 하지만 실제로 환자분류체계를 개발할 때는 어느 한 가지 방법만을 이용하지 않고 여러 방법을 결합해서 개발하는 경향이 있다. 이 방법을 주로 사용하였다.

(1) 원형평가 방법(prototype evaluation)

환자를 3~4개 분류군으로 나누어 각 분류군별로 환자의 특성 및 간호요구량의 정도를 주로 문장 형식으로 기술함으로써, 이 기준들과 실제 환자의 특성을 비교하여 유사하다고 판단된 분류군에 환자를 분류하는 방법이다. Giovannetti(1984)의 환자 프로필 방법에 해당하며, 초기에는 이 방법을 주로 사용하였다.

(2) 요인평가 방법(factor analysis fevaluation)

환자의 직접간호요구의 대표적 지표를 설정하여 분류군을 정하는 방법으로, Giovannetti(1984)의 간호의 결정지표 방법에 해당한다. 근래에는 이 방법을 많이 쓰고 있다.

환자분류체계 사례

① 내외과 환자 대상의 A 환자분류체계(이희옥, 1986)

간호요구	간호영역	CATEGORY I (1점)	CATEGORY II (2점)	CATEGORY III (3점)	CATEGORY IV (4점)
신체적 요구	1.일상적 생활활동 · 식이 (Feeding)	식사를 혼자 할 수 있으며 거의 도움을 필요로 하지 않는다.	식사시 약간의 도움이 필요하거나 격려가 필요하다 · 검사 후나 검사전 준비	음식을 스스로 먹을 수는 없지만 씹고 삼킬 수는 있다. · Ulcer Diet 1단계 · 위절제 1, 2일 식이 · Sips of Water	혼자서는 음식을 전혀 먹을 수 없고 씹고 삼키는데도 어려움이 있다. · Levin Tube · Feeding · Gastrostomy Tube Feeding · Feeding시 도움이 완전히 요구되며 1~2시간 간격의 Feeding
	· 개인위생 (Personal Hygiene)	개인위생을 완전하게 혼자할 수 있다.	목욕, 구강위행, 머리 빗기 등에 약간의 도움이 필요하다	혼자서 개인위생을 거의 할 수 없다.	완전히 의존적이다. 피부간호와 함께 완전 침상목욕이 요구된다.
	· 배변 (Elimination)	화장실 출입을 혼자 할 수 있다.	화장실에 가거나 소변기 사용에 있어 약간의 도움이 필요하다	· 피부간호가 필요하다. 변기나 소변기를 침대에 놓고 사용한다.	완전히 의존적이다. 계속적으로 실금한다.
	· 활동 (Mobility)	혼자서 자유롭게 움직인다.	자세변경이나 침상이동 시 약간의 도움이 필요한다. Tube 나 I.V를 달고 있다.	부분적으로 몸을 옆으로 돌리거나 올릴 수 있다. 침상에서 혼자서 일어날 수 없다. 자세 변경시, 음료수 마실 때, 편안히 누울 때에 도움이 요구된다. · Bed rest	완전히 의존적이다. · Absolute bed rest · 무의식 상태 · 1~2시간 간격으로 Position Change

간호요구	간호영역	CATEGORY I (1점)	CATEGORY II (2점)	CATEGORY III (3점)	CATEGORY IV (4점)
신체적 요구	2. 증상의 경중 정도	상태가 좋다. 진단적 과정에 있거나 간단한 치료가 요하거나 간편하고 단순한 수술을 한 경우 · Biopsy · D&C · Routine check up	경미한 증상, 하나이상의 경미한 질병, 작은 수술 1~2일 후 · Breast Mass · Thyroid Mass 등	급성증상, 한가지 이상의 1급성 내·외과적 문제 대수술후 3일 · Explorapa 수술 (Gastrostomy, Colostomy 등) · 2~3° 화상 (30~50%)	중증으로 아프고 매우 심한 증상 대수술후 1~2일 · Explorapa 수술 (Gastrostomy, Colostomy 등) · IsolationTechnique이 필요 · 억제대사용이 필요한 경우 · 2~3°화상 (50% 이상) · Comatous mental state
치료적 요구	3. 처치 (Treatment)	· 복잡하지 않고 반복적이지 않은 치료 · 간단한 Dressing, 1회 투약을 요하지 않는 검사절차 준비 · Routine 검사물 채취	Category I에 속하는 치료가 Shift당 2회 · Foley Catheter 간호 · Wound Dressing 2회 · Hot sitz bath · Compress (Ice bag, Hot bag) · C.A.P.D 4~6시간 · 투약과 추후간호를 요하는 검사 절차 · Endosuction 1~2회/Shift · 배변(defication)을 요하는 단순한 관장 · Cold steam · 검사물 채취 2~3회/Shift	치료과정에서 환자는 어려움을 갖는다. Shift당 3회의 처치 · 복잡한 Dressing (large)의 소독절차를 요하는 처치 · C.A.P.D 2~3시간 · Tracheostomy 간호 · Endosuction 1회 이상/30분 · 수술 전 준비로 skin prep., Bowel prep. · 약물관장 1~2회/Shift · Burn Dressing (30%~50%) · 검사물채취 4~6회/Shift	환자는 이해하고 협조할 수 없다. 치료는 복잡하고 높은 수준의 간호중재를 요구한다. · 복잡하고 섬세한 절차, 2명 이상의 간호사가 필요한 처치 · Acute P-D · Endosuction 1회 이상/10분 · Airway 지지가 필요한 경우 · O₂ Therapy 지지가 필요한 경우 · Cadioresuscitation · Burn dressing (50%이상) · 약물관장 3회 이상/Shift · 1시간 간격으로 검사물 채취

요구	간호영역	CATEGORY I (1점)	CATEGORY II (2점)	CATEGORY III (3점)	CATEGORY IV (4점)
치료적 요구	4. 투약	투약전후 평가가 필요하지 않는 규칙적인 투약, Shift당 단지 1회만의 P.R.N투약 ·I.M or I.V bolus 1개/Shift	당뇨제, 심장제, 혈압하강제, 이뇨제, 항응고제투약, Shift당 1회이상의 P.R.N 투약. 투약전후 평가가 필요한 투약. 다른 약이 첨가되지 않은 I.V1,000cc/D,I.M or I.V bolus 2~4개/Shift	Category 2의 약 중 일상적인 용량이 아니거나 변화가 심한 증상이라서 적어도 4시간마다의 모니터가 필요한 경우 · I.V2,000cc이상/D ·I.M or I.V bolus 5~7개/Shift ·항암제를 제외한 다른 약이 첨가된 I.V	Category 3약보다 더욱 강한 경우 2hr간격이상 그리고 주의깊은 관찰과 조절이 필요한 I.V ·IV3,000cc이상/D ·항암제가 첨가된 I.V ·수혈 ·과영양요법 ·I.M or I.V bolus8개 이상/Shift
	5. 관찰 ·기타 관찰사항 -I&O -body wt -abdominal circumference -sputum amount & character - Hemovac amount - chest tube drinage - L-tube or T-tube - Gomco suction - wound site - CVP - EKG monitoring	규칙적인(하루에4번) T.P.R check 하루에 1회 대·소변 횟수	하루에 4회 이상 6회 이하 T.P.R check 와 1~3회 B.P 측정 ·기타 관찰 사항 중 2개	하루에 7~10회 T.P.R check와 4~6회 B.P측정 ·기타 관찰사항 중 3~5개	1~2시간 간격의 T.P.R check와 6회 이상의 B.P 측정 ·30분~1시간 간격의 urine out put check · Active upper G.I bleeding 환자관찰 ·1~2시간 간격의 neurologic sign check ·기타 관찰사항 6개 이상
교육·정서적 요구	6. 교육과 정서적지지	규칙적인 추후교육 정서적 이상이나 역반응이 없는 환자 및 가족의 교육과 지지	누공(ostomy), 당뇨병환자의 최초교육 일정기간 동안 끼워야 할 tube에 대한 교육 식사, 일상생활 또는 배변 훈련에 있어 큰 변화에 대한 환자 및 보호자의 교육과 지지	Category 2의 항목보다 심한 경우 불안하거나 약간 저항적인 환자에 대한 교육, 중등도로 흥분하거나 불안한 환자의 간호, 혼돈 또는 방향감각이 없는 (disoriented) 환자와 가족의 교육 및 지지	저항적인 환자에 대한 교육 심한 정서적 반응이 있는 환자와 가족에 대한 간호와 지지

이 환자분류도구는 각 간호영역을 간호요구량에 따라 4개 범주로 분류하여 각 범주별로 1점부터 4점까지 점수를 주어 Ⅰ군(직접간호시간 33.22분)에 6~9점, Ⅱ군(직접간호시간: 48.50분)에 10~13점, Ⅲ군(직접간호시간: 74.00분)에 14~17점, Ⅳ군(직접간호시간:127.43분)에 18점이상의 점수를 주었다(총점범위: 최저6점에서 24점까지). 이 도구 역시 원형평가 방법에 속하는 것으로 보이나, 엄격하게는 위의 두 방법을 함께 이용하여 개발한 것이다.

결정지표를 이용한 B 환자분류체계(황은영, 1994)

환자분류군 (일일평균간호시간)	결정지표
Ⅰ (20.9분)	체온, 맥박, 호흡 1회 구강투약 1회
Ⅱ (45.7분)	체온, 맥박, 호흡 3회 혈압 1~3회 섭취량/배설량 3회 구강투약 1~8회
Ⅲ (74.1분)	체온, 맥박, 호흡 3회 혈압 1~3회 섭취량/배설량 3회 구강투약 1~8회 정맥주사투약 1~#회 드레싱 1~3회 심전도 모니터링 특수검사준비
Ⅳ (101.5분)	체온, 맥박, 호흡 3회 혈압 3회 섭취량/배설량 3회 구강투약 4~8회 정맥주사투약 4~7회 드레싱 1~3회심전도 모니터링
Ⅴ (146.8분)	체온, 맥박, 호흡 3회 혈압 3회 섭취량/배설량 3회 구강투약 4~8회 정맥주사투약 4~7회 드레싱 1~3회 심전도 모니터링 특수검사실행 정맥수액선 유지 special Liquid Diet Telemetry

이 환자분류도구는 각 환자분류군을 대표하는 결정지표를 투약, 관찰 및 측정, 그리고 처치의 세 영역에서 선정하였다. 이 환자분류도구의 개발은 환자에게 제공된 일일 총 간호시간을 먼저 측정한 후 이에 따라 환자분류를 시행하고 각 환자분류군을 특징지을 수 있는 간호단위 특성에 따른 결정지표를 선정하는 과정을 거쳤다. 이 도구 역시 환자 프로필 방법과 결정지표 방법을 함께 활용한 것이라고 할 수 있다.

내외과 간호대상자의C 환자분류체계(장현숙)

환자분류	항목	결정지침
분류 Ⅰ (경환자)	1. 스스로 혹은 최소한의 도움으로 식사를 할 수 있는 환자	• 스스로 준비 및 식사가 가능한 환자 • 금식상태
	2. 스스로 목욕, 세발, 구강간호를 할 수 있는 환자	• 좌동
	3. 스스로 혹은 최소한의 도움으로 화장실 사용이 가능한 자	• 좌동
	4. 전혀 활동에 장애가 없는 환자	• 좌동
	5. 일교대에 2회 이하의 투약(경구, 근육) 정맥주사를 필요로 하지 않는 환자	• 좌동
	6. 일교대에 10분미만의 간호 및 간단한 검사	• 간단한 검사, 기본 검사(Routine Lab.) • 수술후 합병증이 없는 상처의 치료 • 간단한 수술이나 검사전 처치(예:삭모)
	7. 특별한 관찰이나 측정을 요하지 않는 환자	• 퇴원예정환자 등
	8. 일교대에 5분미만의 간호교육 및 정서적 지지	• 좌동
분류 Ⅱ (중등환자)	1. 식사를 부분적으로 도와 주여야 하는 환자	• 준비만 도와주면 직접 식사를 할 수 있는 환자
	2. 목욕, 세발, 구강간호 등 부분적으로 도와 주여야 하는 환자	• 환자가 개인위생을 직접 시행하되 부분적으로 도움을 필요로 하는 환자
	3. 화장실 사용시 부분적으로 도와주어야 하는 환자	• 화장실 사용시 부착된 튜브나 기구가 있어 도움이 필요한 환자 • 신발 등을 혼자 신고 화장실 출입을 할 수 없어 도움을 주어야 하는 환자
	4. 운동시 지지가 필요한 환자	이상(ambultion)시 지지가 필요한 환자

환자분류	항목	결정지침
	5. 일교대에 3~5회 투약(경구, 근육), 단순 정맥 주사를 필요로 하는 환자	• 항암제, 혼합영양주사(TPN), 수혈 등과 같이 특수치료목적이 아닌 일반적 수액을 투여하는 환자 • 일교대에 3~5회 투약을 하는 환자 • 헤파린 록을 가진 환자
	6. 일교대에 10~30분 정도의 간호 및 처치	• 창상세척 • 관장, 유치도뇨삽입 등을 요하는 수술전 준비 • 장루간호 • 일교대 1회의 응급검사
	7. 일교대 1회 활력증상 측정 또는 특별한 관찰을 요하는 환자	• 일교대 1회 활력증상 측정과 1회 이상의 특별한 관찰을 요하는 환자 (예: 1교대 1회 수분섭취배설량 측정)
	8. 일교대에 5~10분 정도의 간호교육 및 정서적 지지를 요하는 환자	• 5~10분 정도의 간호교육 및 정서적지지 • 응급환자를 제외한 입원시 간호교육 • 경미한 불안, 우울, 혼돈 환자의 간호 • 일반 퇴원환자의 교육
분류 Ⅲ (중환자)	1. 식사를 완전히 도와주어야 하는 환자	• 직접 떠서 먹여주어야 하는 환자
	2. 목욕, 세발, 구강간호를 침상 내에서 시행하되 부분적으로 도와주어야 하는 환자, 일교대에 2회 미만 환의 및 홑이불 교환	• 개인위생 행위가 침상 내에서 이루어지는 환자로 준비 및 시행, 처리를 부분적으로 도와주어야 하는 환자
	3. 화장실 사용시 1인의 신체적 지지가 필요한 환자, 일교대에 2회 미만 변기를 대주거나 도뇨를 해주어야 하는 환자	• 화장실 사용시 반드시 1인의 신체적 부척을 받거나 일 교대에 2회 미만 변기를 대어주어야 하는 환자
	4. 체위변경시 도움을 주어야 하는 환자	이상(ambulation)이 어려운 환자로 침대에서 도움을 주면 스스로 체위변경을 할 수 있는 환자
	5. 일교대에 6~8회 투약 특수정맥주사(항암제, 혼합영양주사(TPN))나 수혈을 필요로 하는 환자	• 좌동
	6. 일교대에 30~60분 정도의 특별한 간호 및 처치	• 일교대에 2회 이상의 복잡 드레싱 • 일교대 2~3회의 응급검사 • 3가지 이상의 튜브를 가진 환자의 튜브 간호 (L-tube, T-tube, Sump-tube, Chest-tube 등)

환자분류	항목	결정지침
	7. 일교대에 2~3회의 활력증상 측정, 지속적인 관찰을 요하는 환자	• 일교대에 2~3회 활력증상 측정 • 일교대 2회 수분섭취 배설량 측정 • 산소투여 • EKG monitoring
	8. 일교대에 10~30분 정도의 간호교육 및 정서적 지지	• 응급입원환자 등의 간호교육 및 정서적 지지
분류 Ⅳ (위독환자)	1. 영양공급이나 투약을 해야 하는 환자	• 각종 튜브를 통해 직접 영양을 공급해주어야 하는 환자
	2. 목욕, 세발, 구강간호를 침상 내에서만 행하되 완전히 도와주어야 하는 환자	• 좌동
	3. 화장실 사용시 2인 이상의 신체적 지지가 필요한 환자 일교대에 2회 이상변기를 대주거나 도뇨를 해주어야 하는 환자	• 좌동
	4. 일교대에 2회 이상 체위변경을 해야하는 환자	• 능동적인 체위변경이 불가능하여 의료진의 도움이 전적으로 필요한 환자
	5. 일교대에 9회 이상의 투약 특수정맥주사시 반드시 infusion pump를 사용해야 하는 환자	• Infusion pump를 이용해 응급치료약(Dopamin, Nipride 등)을 투여하거나 일교대에 9회 이상의 투약을 하는 환자
	6. 일교대에 60분 이상의 특별한 간호 및 처치 특수검사 실시 후 8시간 이내인 환자	• 일교대 3회 이상의 응급검사 • 사후처리 • CPR 시행중인 환자나 급성위장관 출혈환자 • 15분~1시간마다 지속적으로 기관지 흡인을 요하는 환자 • 4가지 이상의 투브를 가진 환자
	7. 일교대 4회 이상 활력증상 측정 CPR 실시 후 8시간 이내인 환자 지속적으로 호흡유지를 도와주어야 하는 환자	• 일교대 4회 이상 활력증후 측정 • CPR 실시 후 8시간 이내인 환자 • 특수검서(bronchoscopy, mediastinoscopy, aniography 등)를 시행한 직후 환자
	8. 일교대에 30분 이상의 간호교육 및 정서적 지지를 요하는 환자	• 좌동

이 환자분류도구는 8개 항목 즉, 식사(영양), 위생, 배설, 운동 및 체위변경, 투약 및 정맥주사, 검사 및 처치, 관찰 및 측정, 간호교육 및 정서적 지지의 영역에서 환자 간호요구도에 따라 Ⅰ군에서 Ⅳ군의 4개 범주로 분류한 것이다.

2) 간호업무분담체계와 간호인력배치

간호업무분담체계(간호전달체계)는 간호대상자들의 요구를 충족시키기 위해 간호를 제공하고 조직하는 방법이다. 즉 간호인력, 시설, 재료 등의 간호투입 요소를 적절히 사용하여 바람직한 간호의 결과를 가져오기 위한 하나의 관리체계로서, 간호를 하나의 생산과정으로 볼 EO 간호전달체계는 과정(throughput, process) 요소에 해당한다.

B 병원의 간호전달방법 예-일반 간호단위

간호전달방법의 정의	연속성 있고 책임감 있는 간호를 제공하기 위하여 Modified Team Nursing과 Case Management, Primary Nursing을 각 간호단위의 특성에 맞추어 적용 운영한다.
일반 간호단위	
<td colspan="2"> • 일반 간호단위에는 Modified Team Nursing을 적용한다. • 책임간호사는 팀 리더의 역할을 겸하며, 낮번, 초번은 2~4팀, 밤번은 2팀으로 나뉘게 되어 한 명의 간호사가 10~20명 정도의 환자를 분담받아 간호를 전담한다. • 간호단위의 특성에 따라 팀 간호사가 팀 리더의 역할을 겸하기도 하며, 책임간호사는 낮번, 초번시에 일부 환자를 분담받고 각 팀에서 의뢰한 환자에 대한 간호업무를 지도한다.</td>
① 환자분담	• 수간호사는 환자 수, 동선, 환자의 중증도 등을 고려하여 한 명이 팀 간호사에게 10~20명을 분담한다.
② 사정, 계획, 수행, 평가	• 팀 간호사는 해당팀 환자의 요구에 따라 간호과정을 적용하여 환자를 사정, 진단하고 간호업무를 계획한 후 worklist를 활용하여 수행, 평가한다.
③ 기록	• 간호사는 간호업무 수행 후 처치, 투약은 전산입력하고 환자상태는 간호기록지에 기록한 후 서명한다.
④ 인수인계	• 팀 간호사는 인수인계 전까지 worklist를 출력하여 다음 근무조의 담당 간호사에게 직접 인계한다.
⑤ 간호에 대한 의사결정 및 책임	• 팀 간호사가 해당 근무 동안 환자의 간호에 대한 결정을 내리며, 제공된 간호에 대해 책임을 진다. • 필요시 수간호사나 책임 간호사에게 간호업무에 대한 자문을 구한다.

⟨간호행위별 수행시간⟩

영역	간호행위	수행시간(분)
호흡간호	1. 체위 이용한 거담	22
	2. 물리적 흉곽요법 거담	11
	3. 비구강내 흡인	8
	4. 기관내 흡인	10
	5. 비강내튜브, 산소마스크 및 산소 hood 사용	10
	6. 산소텐트 사용시 간호	13
	7. 가습기 사용시 간호	9
	8. 구강내 구강 인공호흡	13
	9. Ambu Bag을 사용한 인공호흡	16
	10. 인공호흡기 사용 간호	18
영양간호	1. 전적인 식사보조	21
	2. 부분적인 식사보조	11
	3. 위장관 삽입 및 기능확인	11
	4. 위장관 통한 음식주입	15
	5. 위로 통한 음식 주입	14
	6. 소아의 인공수유	18
	7. TPN시 환자 관찰	14
배설간호	1. Cleansing Enema	22
	2. Glycerine Enema	14
	3. Retention Enema	18
	4. Gas Enema	15
	5. Ostomy 통한 배변돕기	14
	6. 장루주위 피부간호	13
	7. 단순도뇨	11
	8. 유치도뇨	11
	9. 방광훈련	11
	10. 흉곽내 배액관 기능유지	13
	11. 뇌실내 배액관 기능유지	12
	12. 담도내 배액관 기능유지	12
배설간호	13. Hemo Vac 기능유지	11
	14. 방광세척	10
	15. 변기사용	10
	16. 기저귀교환 및 피부간호	10
	17. 구토물 처리 및 관찰	10
	18. 채뇨	10
	19. 채변	8
	20. 객담채취	8
	21. 배액채취	9

영역	간호행위	수행시간(분)
운동 및 활동	1. 단순체위 변경 2. stryker 이용 체위 변경 3. Circle bed 이용 체위 변경 4. 수동적 운동돕기 5. 운동시 단순보조 6. Crutch 사용돕기 7. Walker 사용돕기 8. 부분억제시 간호 9. 전신억제 간호 10. 피부견인시 간호 11. 골견인시 간호 12. 환자이동시 부축동행 13. 휠체어 환자이동 14. 눕는차 이용환자 이동	11 15 16 15 12 12 10 11 17 12 10 13 13 13
수면 및 휴식	1. 수면돕기 신체준비 2. 수면돕기 환경조정 3. 휴식돕기 방문객 제한	19 12 13
침상정리및 교환	1. 침상 홑이불 완전교환 2. 침상 홑이불 부분교환 3. 환의 교환	12 10 9
체온 유지	1. 체온유지 위한 온·냉 찜질 2. 온·냉 조절기구 사용 3. 보육기 사용 4. Cradle 사용 체온 유지 5. 실내온도 점검 및 조절 6. 실내습도 조절	10 13 16 8 13 11
개인 위생	1. 침상목욕 2. 통목욕 3. 세발 4. 시술, 수술부위 삭모(shaving) 5. 손·발톱 깍기 6. 구강간호 7. 피부맛사지 8. 회음부 세척 9. 좌욕	21 22 18 17 10 10 18 14 10

영역	간호행위	수행시간(분)
안전간호	1. 완전 격리간호 2. 부분 격리간호 3. 복잡 드레싱 4. 단순 드레싱 5. 화재예방 6. 독극물 중독예방 7. 마약관리 8. 자살예방 9. 낙상예방 10. 감금 및 관찰	11 11 20 14 17 13 16 10 10 11
의사소통	1. 간호사 단독 면담 및 상담 2. 타의료 전문직과 조정 의뢰 3. 입·퇴원시 안내 및 행정 절차 안내	15 15 11
성취감 및 영적간호	1. 성직자와의 면담의뢰 2. 간호사의 종교적지지 3. 의료사회사업과의 의뢰 4. 성취감 위한 격려	15 16 17 17
여가활동 참여	1. 집단오락지도 2. 개인 오락지도 3. 산책동반	13 13 14
건강교육	1. 환자 개인교육 2. 환자가족 집단교육 3. 개인교육	20 20 16
투약	1. 경구투약 2. 일반적인 정맥주사 3. 속도조절 정맥주사 4. Heparin Lock 정맥주사 5. 근육주사 6. 피하·피내주사 7. 외용약 도포 8. 점적투여(눈·귀) 9. 항문투약 10. 수혈	10 11 12 14 8 8 8 7 8 16

영역	간호행위	수행시간(분)
측정 및 관찰	1. 체온측정	7
	2. 호흡측정	7
	3. 혈압측정	12
	4. 맥박측정	7
	5. 체중측정	6
	6. 신장측정	6
	7. Circumference 측정	6
	8. 뇨단백, 뇨비중 측정	6
	9. 혈당측정	6
	10. 섭취 및 배설량 측정	7
	11. 채혈	9
	12. CVP 측정	7
	13. 뇌실압 측정	9
	14. 간호순회 통한 환자 관찰	7
	15. 검사 및 치료시 관찰	9
	16. 수면형태 관찰	11
	17. 의식상태 관찰	18
	18. 신체 관찰	12
	19. 감시기기 계속 관찰	15
	20. 혈액투석	23
	21. 복막투석	22
	22. Hemofiltration	22

9. 간호인력 개발관리

1) 교육훈련
교육훈련 프로그램 개시 사전 고려사항

준비사항	구 분
교육의 종류	· 방문교육, 통신교육, 그룹교육
교육 내용	· 교육 목적, 교육 목표
교육시기	· 연중계획
강사	· 간호사, 의사, 타 부서 직원, 간호대학 교수, 기타
교육대상	· 전체, 단위별, 관리자 계층, 희망자, 대상자 · 0~1년차, 1~3년차, 3~5년차, 5년 이상, 전체
교육인원	· 월 교육인수, 연 교육인원수
교육시간	· 횟수, 총 교육시간(이론, 실습 시간 구분)
교육방법	· 강의, 시범, 시청각 교육, 세미나, 워크샵, 집담회, 토론, 사례발표, 자가학습, 실습, 현장교육
교육평가	· 평가의 유무를 체크함(O, X)
	· 평가방법 : 필기시험, 구두시험, 자가평가, 리포트 제출, 관리자 평가, 수간호사 평가, 실기 평가, 기타
	· 평가 후 반영 : 유 무 체크(O, X)
	· 평가시기 : 교육 직후, 매월, 분기별, 연 1회
	· 프로그램 만족도 평가

A병원 간호부서에서 운영하는 교육 훈련 프로그램 사례

교육훈련의 구분	내용 및 방법	비고
1. 예비교육	· 신입간호사 대상, 총 2개월 · 이론, 봉사활동, 합숙교육, 실습교육, 전산교육	· 도서, 교육기자재, 실무교육실 이용 · 각종 교육교재 안내
2. 재직교육	① 전직원 대상 교육(인사팀 교육과 주관) : 소양교육, 인재개발 프로그램(팀 리더십 코스, 경영독서 아카데미, 인재육성과정, 친절행동화 과정 등) ② 최신 간호동향 특강, 논문발표회, 연수보고회 ③ 직무교육 I-V : 투약간호, 간호기록, 간호진단의 임상적용, 기본 간호평가, 간호연구방법, 효과적 교수법, 신체사정, 서비스향상 교육 등 ④ 간호과별 교육 : 간호과별 필요한 교육내용 및 정보교류회, 분야별 학술대회 개최 ⑤ 분야별 교육 : 해당 분야별 교육전담자 교육 ⑥ 간호단위별 교육 : 수시교육(필요시), 월 1회 집담회	
3. 직원개발교육	· 간호과장 워크샵, 수간호사 워크샵 및 간호사 워크샵 · 승진 수간호사를 위한 교육 · 타 병원 견학 및 외부기관에서 실시하는 교육, 세미나 참여	
4. 보수교육	· 간호협회 지정기관으로 보수교육(연 6~10회 정도) 운영; 임상생리 I, 정맥주입간호, 임상생리 II, Wound care, CPCR, 재활간호	
5. 계속교육	① 중환자간호과정(8주) ② 중환자간호 고급과정(호흡, 순환기계) : 2주 ③ 특수간호과정(종양혈액간호과정) : 2주	
6. 외부기관 위탁교육	· 외부기관 요청에 따는 간호사 견학 및 연수 과정 운영 · 간호학생의 임상실습교육 운영	
7. 해외연수		
8. 교육전담자별 교육	총 5개 분야 ① 전담자별 신입직원 그룹교육 ② 간호단위 신입직원 실습교육 ③ 기존 직원의 그룹교육, 방문교육, 통신교육 ④ 근무지 이동 직원교육	
9. Preceptor 제도	· 병동별 2~3명의 preceptor 지정 · preceptor 교육 : 연 1회 워크샵(8시간) 참여	
10. Internship 제도	· 전국 4년제 간호대학생으로 본원에 지원의사가 있는 성적 우수자 대상 · 3주간(10,000원/일, 식비별도 지불) · 평가결과에 따라 채용시 특전 부여	

10. 간호인력 평가 관리

간 호 관 리 자 평 가 서

항 목		내 용	평가				
			탁월	우수	보통	부족	문제
의욕 및 태도	문제의식	문제의 핵심파악능력 및 새로운 것을 탐구하는 개선의지 - 주체성과 자주성을 가지고 항상 새로운 간호, 새로운 지식을 찾아서 탐구, 노력하는가?	10	8	6	4	2
	추진력	건강과 기력을 바탕으로 한 실행성과 적극적 태도 - 모든 일에 능동적으로 솔선수범 하는가?	10	8	6	4	2
	책임감	책무에 대한 역할의 중요성을 충분히 이해하고 직책에 최선을 다해서 수행하려는 의욕과 자신과 직원에 대해서 책임을 지려고 하는가?	10	8	6	4	2
업무 능력	전문지식	담당직무 전반에 대한 전문지식, 기초지식, 의료관련분야에 관한 광범위한 지식을 갖고 있는 정도	10	8	6	4	2
	계획 조직력	일의 양, 질을 감안한 조직력, 합리적 업무분배와 추진능력 - 일의 상황에 비추어 효과적으로 조정통제 해나가는가?	10	8	6	4	2
	이해 판단력	방향제시에 대한 요점 이해와 정확한 판단으로 결론을 내릴 수 있는 능력 - 각종 해결안을 비교, 검토, 평가하여 합리적으로 최적안을 제시하는가?	10	8	6	4	2
	기획 창의력	유연한 사고와 예리한 분석력을 갖고 새로운 아이디어를 구체화시켜 나가는 능력 - 문제를 해결하기 위해 관련된 정보를 종합하고 새로운 아이디어를 제시하는가?	10	8	6	4	2
인간 관계	지도 육성력	직원의 능력, 적성을 정확히 파악하고 능력개발의 계획적 추진을 위하여 OJT의 추진, 동기부여, 자기개발을 시행하며 본인 부재시에도 업무를 대신 처리할 후계자를 양성시킨 정도	10	8	6	4	2
	협조성	자신보다 조직의 목표를 우선적으로 고려하여 상사, 직원, 동료에 대해 협력하는 정도	10	8	6	4	2
	대인관계 능력	업무수행에 있어 타부서와의 관계를 성공적으로 이끌어가는 능력 - 평소 폭넓고 성실한 인간관계를 지속시켜 나가고 있는가?	10	8	6	4	2

탁월	우수	보통	부족	문제	합계	
					1차	2차
91점 이상	90~81점	80~51점	50~41점	40점이하		

책임간호사 평가서

항목		내용	평가				
			탁월	우수	보통	부족	문제
의욕 및 태도	자기계발	일을 통한 동기의 부여와 능력개발을 위한 노력의 자세 - 관련 분야에 대해 깊은 흥미와 관심을 가지고 꾸준히 연구, 노력하는가?	10	8	6	4	2
	책임감	업무수행 결과에 대해 성실하고 책임있는 태도를 취하는 가의 여부 - 수동적인 입장에 서기보다는 타인에게 영향을 줄 수 있도록 솔선하여 행동하는가?	10	8	6	4	2
	적극성	자발적이고 의욕적으로 업무에 임하는 솔선수범의 정도 - 수동적인 입장에 서기보다는 타인에게 영향을 줄 수 있도록 솔선하여 행동하는가?	10	8	6	4	2
	성실성	진실한 생활태도와 꾸준한 업무자세 - 사회적, 도덕적, 윤리적 품격을 갖추고 있는가?	10	8	6	4	2
업무 능력	전문·일반지식	담당직무 전반에 대한 전문지식과 광범위한 기초지식을 갖고 있는 정도	10	8	6	4	2
	업무조직 관리능력	일의 양, 질을 감안한 조직력, 합리적 업무 배분과 지도확인 능력 - 일의 상황에 비추어 효과적으로 조정 통제 해 나가는가?	10	8	6	4	2
	판단력	유연한 사고와 신속, 정확한 판단을 통한 상황대처 능력 - 각종 해결안을 비교, 검토, 평가하여 합리적으로 최적안을 제시하는가?	10	8	6	4	2
인간 관계	지도 육성력	직원의 능력, 적성을 정확히 파악하고 능력개발의 계획적 추진을 위하여 OJT의 추진, 동기부여, 자기계발을 시행하며 본인 부재시에도 업무를 대신 처리할 후계자를 양성시킨 정도	10	8	6	4	2
	통솔력	업무수행을 위하여 후배를 충분히 파악하고 협동화하며 인간전으로 신뢰받는 정도	10	8	6	4	2
	협조성	원만하고 성실한 인간관계와 전체를 위해 헌신하려는 자세의 정도	10	8	6	4	2

탁월	우수	보통	부족	문제	합계	
					1차	2차
91점 이상	90~81점	80~51점	50~41점	40점이하		

간 호 사 평 가 표

★ 1차 및 2차 평정자는 고려 요소별 배점란에 수·우·양·가로 기록하여 주시기 바랍니다.
★ 수(5점), 우(4점), 양(3점), 가(2점)

고려요소		평 가 내 용	평정자 1차	평정자 2차	비고
업무실적	업무의 양	주어진 시간 내에 업무의 양을 완전하게 수행하는가?			
	업무의 질	업무수행결과에 대한 내용은 만족한가?			
업무수행능력	연구지식·연구	업무수행에 필요한 지식과 경험은 충분하며, 새로운 지식 및 기술에 대해 연구하는가?			
	이해·판단력	문제의 핵심을 정확히 이해하고 판단하는가?			
	창의력	업무수행시 새로운 의견을 가지고 효율적으로 개선하는가?			
	지도통솔력	부하직원의 능력을 개발, 향상시키고, 지도통솔을 잘 하는가?			책임간호사 이상
	환자파악	병실순회 및 면밀한 관찰로 환자를 정확히 파악하고 있는가?			
	교육능력	간호대상자의 건강교육과 간호사의 성장발전을 위해 충분히 교육할 수 있는가?			
	기록 및 보고	과학적이고 체계적으로 정확히 기록하며, 일의 내용과 결과를 충분히 보고하는가?			
	체력	업무수행에 필요한 체력을 보유하고 있는가?			책임간호사 이상제외
업무수행태도	성실성	자기의 역할을 충분히 인식하고, 성실하게 업무에 임하는가?			
	협조성	상사, 동료, 및 타부서와 원만한 협조관계를 유지하는가?			
	간호업무 관심도	업무에 대한 관심이 높고, 자기발전을 위해 적극적으로 노력하는가?			
	경제성	물품을 아껴쓰며, 자재, 장비, 시간, 경비 등을 계획적, 효율적으로 활용하는가?			
	긍정적 사고	기관의 정책이나 과외지침에 대해 수용하며 긍정적인 사고를 가지고 있는가?			
	안전의식	세심한 주의력으로 사고방지를 위하여 담당업무는 물론, 담당업무 외에도 안전을 도모하는가?			
	시간관념	업무개시 전에 미리미리 준비하여 모든 업무에서 유유있게 대비하는가?			
	감염관리	수독의 구분은 정확하고 양심적이며 병원감염 관리원칙을 잘 지키는가?			
친절면	의사소통	부드러운 말씨로 환자, 보호자 및 전직원에 친절하며 타인에게 도움을 주는가?			
	용모	용모는 단정하며 바른 예의와 교양으로 타인에게 호감을 갖게 하는가?			
간호윤리	영적간호	기관 이념을 깊이 이해하고 간호실무에 적용되도록 노력하는가?			

인원별분포비율			직위 :	평정별	점수	등급	서열 대상인원
등급	기준	비율	1차 평정자 인 성명 :	1차			
수	탁월(90점 이상)	25%	직위 :				
우	우수(70~89점)	50%	2차 평정자 인 성명 :	2차			
양	보통(50~69점)	25%	직위 : 확인자 인 성명 :				
가	불량(49점 이하)	평정자 재량		평균			

11. 의료기관의 CQI 활동

(1) 의료기관의 CQI활동

통제란 조직구성원들이 조직 목표의 달성을 위해 행동하고 있는가를 확인하는 시스템이라 할 수 있으며, 간호조직에 있어서 통제란 간호사들의 제 활동이 일정한 표준을 따르고 있는가의 여부를 검토·분석하여 처음 계획에서 차이가 생긴 경우에 이것을 시정하는 관리기능이다.

통제는 관리과정의 마지막 과정이긴 하지만, 관리의 모든 과정, 즉 기획, 조직, 인사, 지휘 및 통제과정은 간호과정처럼 순환적이고 동시에 일어나므로 통제는 관리의 모든 과정을 통해 수행되어진다고 할 수 있으며 특히 기획과는 더욱 밀접한 관계에 있다.

B병원의 QI 관련 주요 업무의 예

업무구분	업무내용
1. 고객만족도 조사	• 입원, 외래환자 대상의 고객만족도 주기적으로 실시
2. CQI 팀 구성 및 운영	• QI활동에 필요한 자료제공과 상담, 분석 및 보고서 작성을 지원함
3. 민원처리	• 고객불편 접수, 처리 및 사전 예방활동
4. 표준화 심사 및 의료기관 서비스 평가 수검 주관	• 심사 및 평가에 대한 준비, 구체적 운영계획 수립 및 실행
5. 교육 및 홍보활동	• 직무교육 • CQI 팀 교육 • 고객감동 서비스 교육 : 신입직원 대상 • 병원보 : 원내 QI활동 소개 • 전자게시판 활용
6. 감염관리 활동	• 병원감염의 감시활동과 보고, 감염률 조사, 항생제 감수성 보고 등 • 직원 감염관리 • 법정 전염병 환자관리
7. 의료의 질 평가지표 조사	• 병원 전체 차원의 지표 중 일부 선정하여 모니터링하여 질 향상 활동의 기초자료로 활용함
8. 내부고객 만족 프로그램	• 친절직원 선발 및 포상 • 직원제안제도
9. QI학술대회 개최	• QI 활동 우수 사례 발표 및 우수 팀 선정하여 포상
10. Critical pathway 개발	• 각 분야별 CP개발 지원
11. 기타	• 고객만족(CS) 관련 업무, 진료의뢰

A병원 QI모델 설명

구분		내용	비고
Maintenance indicators	Structural indicators	• 기본적인 구조들의 지침 자료의 제공; 간호단위 수준에서의 장비와 기록 등이 해당	• 가장 필수적이며, 첫 번째로 확인해야 할 사항 • 다학제간 업무보다는 개인적 업무수행 강조
	Compentency indicators	• 업무를 수행하는 직원의 능력을 평가하고 기록함; 직원의 정규 교육 상태와 자격상태의 기록, 직원 개개인의 특수업무 수행 능력의 사정과 확인(필기시험, 기술시범, 동료평가)	• improve care • increase efficiency • reduce costs
CQI improvement	Rate-based indicators	• 타당하고 믿을만한 quantitative process (양적과정) 또는 효과성과 적절성과 같은 한 가지 혹은 그 이상의 차원에서 수행과 관련된 결과 측정을 말함	간호부 낙상 예방활동 보고서(낙상 예방 사례 제시함)
	Hospital-based case management & variance tracking	• 각 환자의 CareMaps(critical pathway)에 의해 수행된 것을 검토하여 비용과 질을 근무조마다 모니터한다.	
Time-limited quality improvement	Quality projects	• QI 활동은 확인된 문제를 해결하거나 혁신적인 변화를 위해 사용함, 고로 프로젝트를 지지할 수 있는 데이터가 있어야 함. : 프로젝트 아이디어에 관한 자료는 직원, 환자, 방문객들에 의해 알려진 문제점이나 생각들을 포함한다.	
	Research	• 임상간호연구는 환자의 치료결과 및 다른 질적 측면에서의 개선을 위해 이루어짐; 업무량 측정 연구	
Sentinel events		• 환자 혹은 치료의 과정이나 결과로서 다른 사람에게 심각하고 바람직하지 않은 영향을 미칠 수 있는 오류들을 말함. ' 문제발견 보고서의 분석 및 대책 ▶ 중대한 투약오류 혹은 자실과 같은 심각한 사건발생시 반드시 규명해야 하는 한 가지 이상의 중요 변수가 있으므로 사건에 영향을 준 직·간접 환경에 대한 검토 필요함	간호부 낙상 예방 활동 보고서(낙상예방 사례 제시함)

12. 간호영역에서의 정보체계 응용

병원정보체계는 환자가 중심이 되어 정보가 교환되는 통합 환자정보체계라고 할 수 있다. 환자간호는 간호사와 의사가 환자에 대해 발생하는 정보를 가지고 일어난다. 이 정보는 환자추적 및 스케줄링, 환자사정, 간호계획과 치료, 의무기록 처방전달, 결과보고로 저장된다. 이렇게 저장된 정보는 간호부서를 비롯한 각 진료부서와 진료지원부서로 clinical network을 통해서 전달된다.

[그림 5-3] 병동처방전달시스템의 정보 흐름도

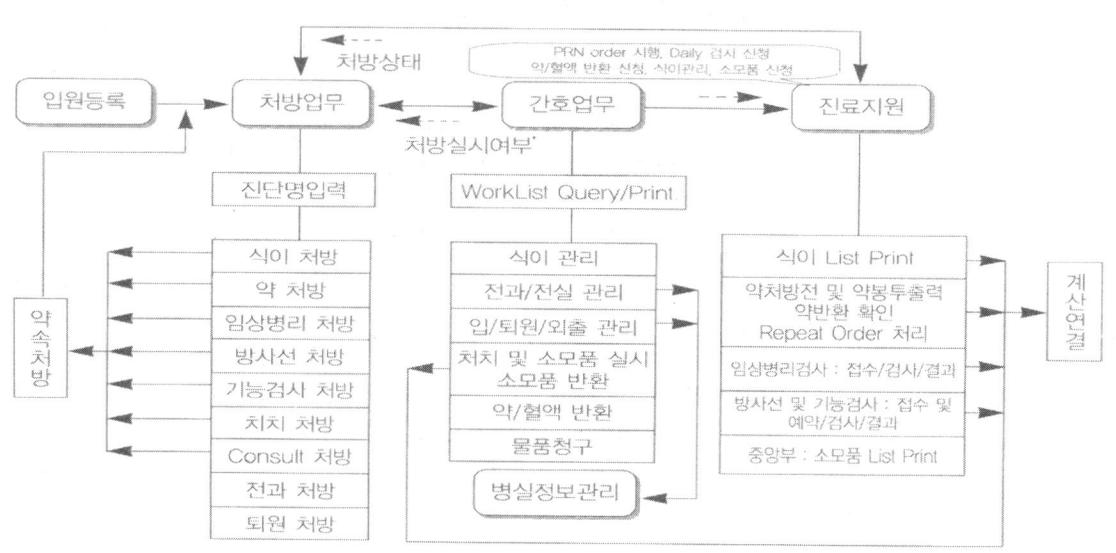

진료부서와 진료지원부서로 전달된 정보는 다시 정보의 가공을 거쳐서 환자회계, 재무관리, 병원경영관리, 의사결정지원, 인력관리에 결합되어 병원조직체 운영에 효율을 기할 수 있다.
병동처방전달시스템〈그림 5-3〉의 도입은 병동 업무에 있어서 정확한 정보를 신속하게 각 부서로 전달함은 물론 다단계의 처방전달을 위한 보조인력 및 코드 입력 인원을 감소 할 수 있게 하였다. 또한 업무 프로세스의 개선을 통해서 간호사의 반복업무가 줄어들었다. 따라서, 이와 같이 병동처방전달시스템이 도입 전 후의 처방정보 전달과 관련된 업무 프로세스의 변화 및 그 활용 업무의 주 처리자를 구분해 보면 다음과 같다.

병동 OCS로 활용하는 업무 내용 및 주 처리자

구분	업무 내용	업무처리자	
		처방의	간호사
입원관리	환자의 입원(실), 병실 이동, bed변경, 외박 및 외출, 퇴원(실)과 관련된 정보 입력		V
	입원 환자의 진단명 입력	V	
식이관리	식이처방(주식이, 추가식이, 추가전달사항)	V	
	일시적인 식이정보		V
약관리	마약, 항암제, TPN을 포함한 약 처방	V	
	병원 관리약제 처방허가 정보 입력(감염내과, 혈액종양내과)	V	
	추가약 신청 및 반복약 hold 입력		V
	반환약 정보 입력		V
	투약내역 조회	V	V
	약 Worklist 조회		V
검사관리	임상병리, 방사선 기능검사 처방	V	
	검사 Worklist 조회		V
	검사내역 조회	V	V
	처방된 Daily 검사 조회	V	V
	처방된 Daily 검사 신청		V
	출고 혈액 반환정보 입력		V
	병동채혈용 임상병리 바코드 출력		V
	수혈용 혈액 준비상황 조회		V
	검사결과 조회	V	V
협의진료 의뢰	협의진료 의뢰할 내용 처방	V	
	협의진료 의뢰받을 내용 조회	V	
	협의진료한 내용 확인 정보 입력	V	
	협의진료 의뢰내용 확인 및 의뢰지 출력		V
처치관리	처치처방	V	
	처치 Worklist 조회 및 실시 정보 입력		V
	Non-order 처치내용 입력		V
	처치내역 조회	V	V
소모품 및 물품관리	소모품 및 물품관리		V
	환자별 사용 소모품 청구		V
	병동소모품 및 물품 청구		V
	소모품 반환 정보 입력	V	
외래예약	외래 진료예약 처방	V	
	외래 진료예약 현황 조회	V	V
message 처방관리	message 처방관리1	V	
	message 처방내용 조회 및 확인 입력		V
OCS memo 관리	OCS memo 입력		V
	OCS memo 조회	V	
의무기록 대출 및 신청 관리	의무기록 대출 신청	V	
	의무기록 이동 등록		V
수술스케줄 관리	수술스케줄 입력	V	
진단서 관리	일반/사망 진단서 처방	V	
임상과별/의사별 약속처방 관리	약속처방 등록 및 삭제	V	
기타정보 조회	약 정보/대진, 휴진상황, 환자검색, 진료내역	V	V
환자관리	환자상세 정보 입력		V
	간호전달 체계에 따른 환자 배경		V
	환자 중증도 정보 입력	V	V
인력관리	병동별 간호사 전보/이동 정보입력		V
통계관리	장기 입원환자 현황 조회		V

13. 기타 간호영역에서 사용하는 서식

1. 입원 체크리스트 예시

입원 체크리스트

아래의 내용에 대해서 환자/보호자가 정보를 제공받고 이해한 경우에 체크하시오.

환자의 권리와 책임	☐
입원 시 소지 물품	☐
병실시설 (병상, 상두대, 병상 전등, 전화기, TV, 응급호출기, 간호사 호출기, 냉난방설비 등)	☐
병동시설 (휴게실, 배선실, 공용 화장실 등)	☐
병원 시설	☐
병상 전화기와 인터넷 사용법	☐
간호사 호출 방법	☐
소방 및 화재 예방, 대처 방법	☐
도난 주의 사항	☐
낙상 예방을 위한 주의 사항	☐
면회 및 식사 시간	☐
선택 진료 방법 및 비용	☐
의사 회진 시간	☐
서류 요청 방법(진단서, 입원사실 증명서 등)	☐
불만 및 고충처리 체계	☐
간병인 이용 방법	☐
외출방법	☐
주차 안내	☐
진료비 중간 정산	☐
퇴원절차	☐

_____날짜   _____시간   _____환자/보호자 서명   _____관계(환자본인이아닌 경우)

____환자/보호자는 본 내용을 읽었습니다.
____환자/보호자는 설명 받은 내용을 이해했습니다.
____환자/보호자는 추가적인 질문사항이 없습니다.

_____날짜   _____시간   _____환자/보호자 서명   _____증인 서명

〈출처〉 한국보건산업진흥원(2010). 외국인 환자 케어 매뉴얼part1. 한국보건산업진흥원.

2. 입원생활안내 예시

부록 2. 입원생활안내 예시

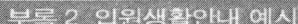

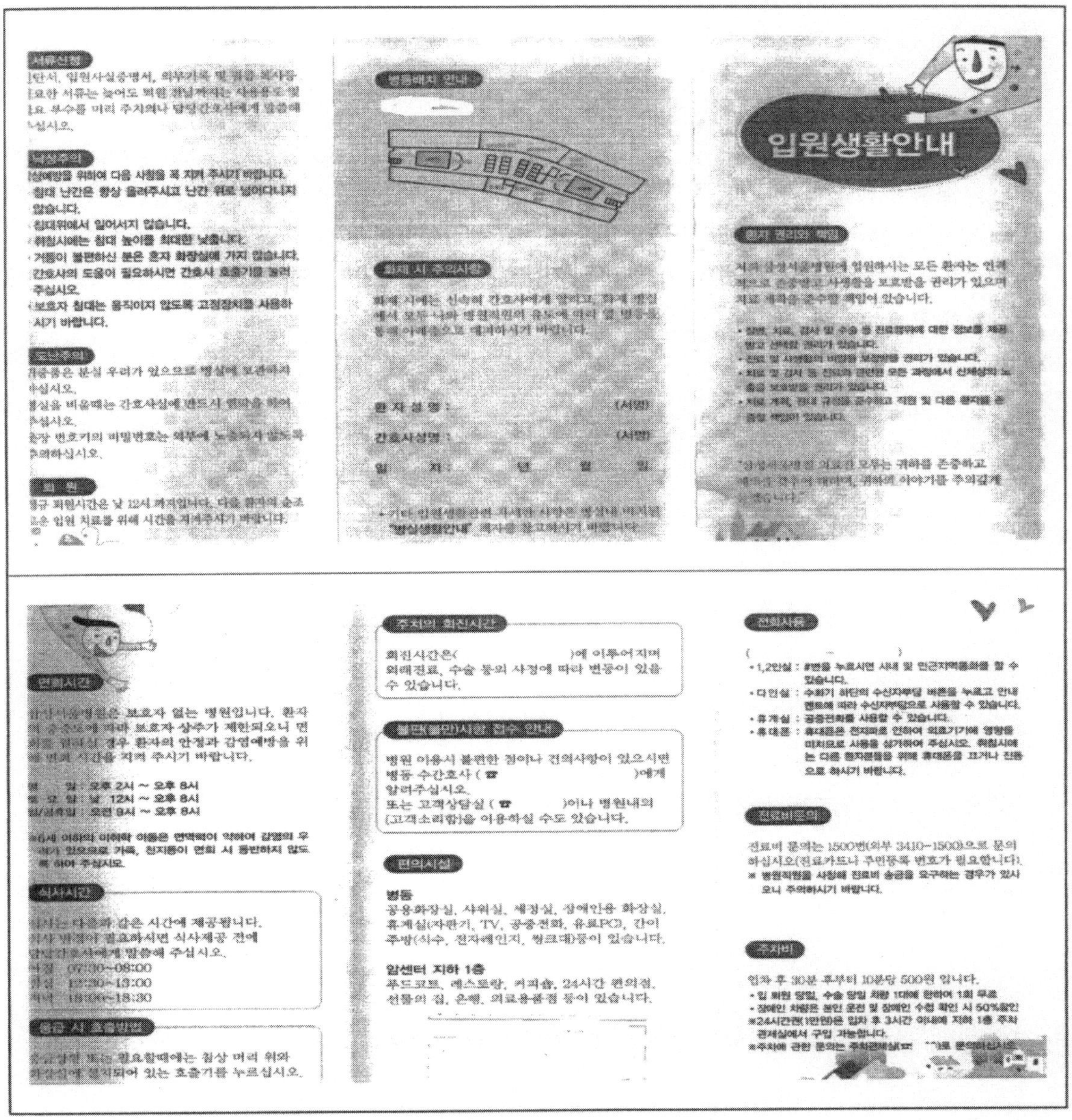

〈출처〉 삼성서울병원(2010). 입원생활안내문. 서울: 삼성서울병원.

3. 귀중품관리 기록지 예시

아래 사항 중 해당되는 사항을 작성하시오.

Ⅰ. □ 환자는 귀중품을 병원에 가져오지 않았습니다.

　환자/ 보호자 서명 : _____　날짜 : _____　시간 : _____　□ 오전 □ 오후

Ⅱ. □ 환자의 귀중품을 본 병원 귀중품 보관 봉투 번호 ____에 밀봉하였고 이는 환자 또는 환자보호자가 보는 앞에서 실시하였습니다. 환자 혹은 환자보호자에게 이 귀중품 보관 봉투는 병원안전요원에 의해 보관될 것이며, 봉투에 기재된 사람이 보는 앞에서만 찾을 수 있다는 사실을 알려주었습니다. 환자 또는 보호자에게 이 귀중품을 제외한 병실 내 모든 물건이나 귀중품에 대해서는 본인 스스로에게 보관의 책임이 있음을 알려주었습니다.

　환자/ 보호자 서명 : _____　날짜 : _____　시간 : _____　□ 오전 □ 오후

담당 부서가 작성할 것

　귀중품 보관 봉투 번호_____를 _____로부터 수령 받았습니다.

봉투 전달자 이름 기재

_____　　_____
　　　　전달자 서명　　　　　　　　　　　　　담당자 서명

날짜 : _____　시간 : _____　□ 오전 □ 오후

□ 본인은 귀중품 보관 봉투 번호____를 _____으로부터 수령하였음을 확인하며, 보관된 모든 물품은 만족스러운 상태로 되돌려 줄 것임을 확인합니다.

　환자/ 보호자 서명 : _____　날짜 : _____　시간 : _____　□ 오전 □ 오후

Ⅲ. □ 안전한 관리를 위해 환자의 귀중품을 보호자에게 맡겼습니다.

　환자/ 보호자 서명 : _____　날짜 : _____　시간 : _____　□ 오전 □ 오후
　수령한 사람 서명 : _____　환자와의 관계 : _____
　주소 : _____　전화번호 : _____

Ⅳ. □ 병원 관계자의 조언에도 불구하고, 환자는 귀중품을 환자 스스로 병실 내에 보관하기로 하였으며, 따라서 보관에 대한 모든 책임을 환자 스스로 질 것입니다.

　환자서명 : _____　날짜 : _____　시간 : _____　□ 오전 □ 오후

〈출처〉The Methodist Hospital(2003). Patient 's Valuables Record. Houston, TX: The Methodist Hospital

4. 자의퇴원서

| 등록번호 :
이   름 :
생년월일 :
성   별 : □ 남 □ 여 | 자 의 퇴 원 서 |

자의퇴원 가능 환자의 조건

아래의 범주에 해당되는 모든 환자 :
1. 만 20세 이상의 성인 또는 20세 이하이나 자의퇴원 규정을 적용받을 수 있는 환자
2. 아래의 조건은 해당되지 않음 :
   - 의식장애
   - 판단에 영향을 줄 수 있는 알코올이나 약물로 인한 장애
3. 진료와 치료를 거절함으로 인한 의학적 결과를 이해할 수 있는 환자

1. 본인은 본인의 결정이 본인의 건강에 장애나 사망을 가져올 정도로 위해를 줄 수 있다는 조언을 본 의료기관으로부터 제공받았습니다. 그럼에도 불구하고, 본인은 본 의료기관으로부터 진료와 치료를 제공받는 것과 타 의료시설로 이송되는 것을 거절합니다.
2. 이 양식에 서명함으로서 본 의료기관에서 조언한 진료와 치료를 거절한 본인의 결정으로 인하여 발생되는 모든 결과에 대해 본 의료기관에 어떤 소송이나 이의를 제기하지 않을 것입니다.

의료기관 지시사항

1. 심경의 변화나 상태의 변화 발생시 응급실 또는 의사에게 방문하시기 바랍니다.
2. _____
3. _____

작성자 : _____   서명 : _____   날짜 : _____

증인 정보

성명 : _____   서명 : _____   날짜 : _____
주소 : _____   전화번호 : _____

나는 이 양식에 기록된 모든 정보와 의료기관에 대한 책임 면제를 읽고 충분히 이해하였으며 의료기관이 제공한 조언과 지시사항을 받았음을 사실로 인정합니다.

이름(환자/보호자) : _____   서명 : _____   날짜 : _____
환자와의 관계(환자가 아닌 경우) : _____

☐ 서명을 거절하는 경우, 사유 : _____
☐ 자문 의사(이름, 연락처) : _____
☐ 전화동의 시 증인 (이름, 연락처) : _____

〈출처〉 한국보건산업진흥원(2010). 외국인 환자 케어 매뉴얼 part1. 한국보건산업진흥원.

5. 투약오류 발생 보고서

<table>
<tr><td colspan="8" align="center">투약오류 발생 보고서</td></tr>
<tr><td colspan="4"></td><td align="center">상급자</td><td align="center">협조결재자</td><td align="center">부서장</td><td align="center">병원장</td></tr>
<tr><td colspan="4"></td><td></td><td></td><td></td><td></td></tr>
<tr><td colspan="2">보고일</td><td colspan="3"></td><td>부서명</td><td colspan="2"></td></tr>
<tr><td colspan="2">투약자</td><td colspan="3"></td><td>발생일시</td><td colspan="2"></td></tr>
<tr><td colspan="2">발견자</td><td colspan="3"></td><td>보고자</td><td colspan="2"></td></tr>
<tr><td colspan="2">투약오류 유형</td><td colspan="6">처방오류( ) 환자오류( ) 약물오류( ) 용량오류( ) 투약경로오류( )
누락오류( ) 복용오류( ) 기타(   )</td></tr>
<tr><td rowspan="3">환자관련 사항</td><td colspan="2">환자명</td><td></td><td colspan="2">환자등록번호</td><td colspan="2"></td></tr>
<tr><td colspan="2">투약일</td><td></td><td colspan="2">복용여부</td><td colspan="2">복용( ) 미복용( )</td></tr>
<tr><td colspan="2">진료과/병동</td><td></td><td colspan="2">주치의</td><td colspan="2"></td></tr>
<tr><td colspan="2">환자의 반응</td><td colspan="6">사망( ) 치명적 손상( ) 입원기간의 연장( ) 최소한의 부작용( )</td></tr>
<tr><td colspan="2">구분</td><td colspan="6">Level 0( ) Level 1( ) Level 2( ) Level 3( )</td></tr>
<tr><td colspan="2">처방내용</td><td colspan="6"></td></tr>
<tr><td colspan="2">투약내용</td><td colspan="6"></td></tr>
<tr><td colspan="2">오류내용</td><td colspan="6"></td></tr>
<tr><td colspan="2">환자상태</td><td colspan="6"></td></tr>
<tr><td colspan="2">조치사항</td><td colspan="6"></td></tr>
<tr><td colspan="2">원인분석</td><td colspan="6"></td></tr>
<tr><td colspan="2">대책수립</td><td colspan="6"></td></tr>
</table>

* 처방전 사본 및 관련자료 사본 각 1부씩 첨부

6. 의료용 마약류 관리 대장

의료용 마약류 관리대장

연번	일시	등록번호	처방 환자명	수령	투약	서명
				약품명/개수	약품명/개수	

7. 수혈부작용 발생보고서(Transfusion Reaction Report)

등록번호 :		환자명 :		성별/나이 :
진단명 :		병동 :		진료과 :

	활력징후(시간기입			
	수혈 전	수혈 후	증상과 징후(해당항목 모두 표시)	
혈압			☐ 발적	☐ 발한
맥박			☐ 발열	☐ 쇼크
호흡수			☐ 오한	☐ 등의 통증
체온			☐ 홍통	☐ 저혈압
수혈오류 관련 ☐ 예 ☐ 아니오 비고 :			☐ 오심	☐ 안면홍조
			☐ 두통	☐ 혈뇨
			☐ 호흡곤란	☐ 무뇨
			☐ 수혈부위 통증	
			☐ 기타 _____	

수혈된 혈액의 종류	수혈된 혈액번호	반납된 용량

수혈 부작용

수혈 일시 :	발견 일시 :

발생 시기 : ☐ 수혈 전
         ☐ 수혈 중
         ☐ 수혈 후
	약물 혼합 여부 : ☐ 예 ☐ 아니오
	약물명 _____

지속 시간 :	혈액가온 여부 : ☐ 예 ☐ 아니오

수혈 전 사용한 정맥 수액의 종류 :

검사를 위한 검체 수집 : ☐ 혈액   ☐ 소변

비고

보고자 :   날짜 :

8. 사건보고서

등록번호 :		환자명 :		성별/나이 :
진단명 :			발생병동 :	진료과 :
발생일시 :			보고일시 :	
발견일시 :			보고자 :	

문제유형	
투약	수혈
☐ 처방오류 ☐ 조제오류 ☐ 투약오류 ☐ 기타 : _____	☐ 검사과정 오류 ☐ 불출오류 ☐ 투여오류 ☐ 기타 : _____

문제내용 상세기술	

문제로 인한 결과 해당항목 모두 표시)	보고 및 중재내용
☐ 신체적 손상 없음 ☐ 즉각적 조치 후 후유증 없이 회복됨 ☐ 영구적 장애 ☐ 사망 ☐ 환자의 경제적 손실 ☐ 병원의 경제적 손실 ☐ 업무지연 ☐ 기타 : _____	

문제원인	개선방안

9. 낙상발생 보고서 예시(출처 : 한국QI간호사회(2002). QI활동지침서. 286)

A. 진료과/병동 소화기내과/ 외래 병동	B. 등록번호 : 11111111
C. 성별/나이 : 남, 여(v)/ 53세	D. 진단명 : Colon polyp
E. 발생일시 2000년 5월 15일 시 분(시간모름)	F. 확인일시 2000년 5월 15일 10시 00분
G. 관련직원 1. 간호사 2. 간병인 3. 보호자 4. 기타 검사실 직원	

H. 환자관련 사항

1. 체중/신장 : 60Kg/ 157cm
2. 의식상태   2.1 명료(alert)(v) 2.2 졸음(drowsy) 2.3. 혼돈(stupor) 2.4 반혼수(semi-coma) 2.5 혼수(coma)
3. 활동 및 기능   3.1 독립적(v) 3.2 부분적인 도움 필요 3.3 항상 도움 필요 3.4 의존적 3.5 bed bound
4. 휠체어나 보행보조기구 사용 여부 4.1 사용함(종류:) 4.2 사용 안함(v)
5. 환자 위험 요인(해당되는 것은 모두 선택해 주십시오)
    5.1 흥분 5.2 어지러움 5.3 전신쇠약 5.4 마비 5.5 시력장애
    5.6 체위성 저혈압 5.7 평형장애 5.8 보행 장애 5.9 수면장애 5.10 낙상과거력(1년이내)
    5.11 해당사항 없음(v)
6. 투약 (낙상 발생지점에서 24시간 이내투여된 항 우울제, 항불안제, 항정신치료제, 최면진정제, 이뇨제, 항고혈 압제 등의 약품명을 모두 기록하여 주십시오.
- 약품명 :

I. 낙상유형
1. 침대에서   2. 의료장비에서   3. 의자에서
4. 보행시(v)   5. 기타 _____
	N. 간호중재
	1. 낙상위험을 예측한 기록이 있는가?
	                         예 아니오(v)
	2. 환자 및 보호자에게 낙상예방 교육을 하였는가?
	                         예 아니오(v)
	3. 낙상 시 보호자나 의료진이 옆에 있었는가?
	                         예 아니오(v)
	4. 낙상 시 간호활동을 서술하여 주십시오.
	방사선과 간호사와 전공의가 촬영실 뒤의 침대로 옮겨 활력징후 측정하고 30분 동안 상태 관찰함

J. 낙상 장소 1. 병실 2. 화장실(v) 3. 샤워실 4. 복도 5. 응급실 6. 중환자실 7. 검사실 8. 기타___	
K. 침대낙상 시 1. 보조난간은 올려져 있었는가? 예 아니오 2. 주변의 물건에 걸려 넘어졌는가? 예 아니오 3. 침상 위의 물건에 걸려 넘어졌는가? 예 아니오 4. 억제대는 사용하고 있었는가? 예 아니오	**O. 의사에게 보고** 1. 의사에게 보고하였는가? 예 아니오(v) 2. 보고시간 : 10시 00분 3. 의사의 환자상태 확인시간 : 10시 05분 4. 의사의 검진 소견 및 처치 특이 소견 없어 상태 관찰하도록 함 5. 검사 : 시행하지 않음

L. 미끄러지거나 넘어진 경우
1. 바닥에 수액이나 물이 있었는가?
                         예   아니오(v)
2. 주변의 물건에 걸려 넘어졌는가?
                         예   아니오(v)
3. 신발은 발에 맞는 것을 신고 있었는가?
                         예   아니오(v)
	P. 낙상 결과
	1. 손실 없음(v) 2. 환자의 신체적 손상
	3. 환자의 경제적 손실 4. 병원의 경제적 손실

M. 낙상발생 상황을 간략하게 기록하여 주십시오. Colon study 후 소화기 검사실 앞 여자 화장실 안에 쓰러져 있는 것을 소화기 검사실 간호사가 발견함	**Q. 환자의 신체적 손상 및 치료** 1. 신체 손상 a. no injury(v) b. abrasion/bruising c. hematoma d. laceration e. fracture f. head injury g. 기타___ 2. 치료 내용 a. observation(v) b. simple dressing c. suture d. cast e. operation f. 기타____

10. 낙상 평가 도구

- 평가대상자 : 성인, 아동을 포함한 모든 병동 입원 환자
- 평가도구 : 낙상예방 및 관리 평가도구
- 조사 방법 : 현지조사(직접면담, 의무기록 검토, 관찰)

구분			내용	
낙상예방 및 관리체계	낙상예방 및 관리 지침 구비 여부		☐ 예	☐ 아니오
	낙상예방 및 관리지침에 대한 직원 교육		☐ 예	☐ 아니오
	낙상위험 사정도구(성인용, 소아용)구비 여부		☐ 예	☐ 아니오
	낙상 위험요인 사정(모든 입원환자 대상으로 입원 시, 주 1회 이상, 환자상태 변화시, 낙상 발생 후)		☐ 예	☐ 아니오
	낙상 고위험 환자 리스트 관리		☐ 예	☐ 아니오
	낙상 발생률 모니터링 및 분석		☐ 예	☐ 아니오
낙상고위험 환자중재	간호 기록 검토	낙상 위험요인 사정	☐ 예	☐ 아니오
		낙상 고위험군의 경우 간호진단 및 계획 수립	☐ 예	☐ 아니오
		낙상예방 중재 수행	☐ 예	☐ 아니오
		낙상예방 중재 후 평가	☐ 예	☐ 아니오
	환자 면담	낙상예방 및 관리를 위한 정보제공 및 교육 수행 — 입원 시	☐ 예	☐ 아니오
		낙상예방 및 관리를 위한 정보제공 및 교육 수행 — 퇴원 시	☐ 예	☐ 아니오
		입원 시 교육 자료 제공	☐ 예	☐ 아니오
낙상예방을 위한 환경관리	낙상예방 및 관리지침에 근거하여 환경관리 수행		☐ 예	☐ 아니오
낙상 보고체계	낙상 발생시 보고체계 구비		☐ 예	☐ 아니오
	낙상 발생 시 보고체계 숙지 여부		☐ 예	☐ 아니오
	낙상 발생 사례에 대한 원인분석, 개선활동 수행 및 효과 평가	원인분석 실시	☐ 예	☐ 아니오
		개선활동 수행	☐ 예	☐ 아니오
		효과 평가	☐ 예	☐ 아니오

14. 핵심기본간호술 평가항목 및 프로토콜 평가표

■ 핵심기본간호술 평가항목

핵심기본간호술 항목	난이도	관찰	수행
1. 활력징후 측정	하		
2. 경구투약	하		
3. 근육주사(둔부의 복면, ventrogluteal site)	중		
4. 피하주사(간이 혈당측정 검사 포함)	중		
5. 피내주사 (전완의 내측면)	상		
6. 정맥 수입 주입	상		
7. 수혈요법	중		
8. 간헐적 위관영양	중		
9. 단순도뇨	중		
10. 유치도뇨(indwelling catheterization)	상		
11. 배출관장	중		
12. 수술 전 간호(심호흡 격려, 수술부위 피부준비 및 주의사항)	중		
13. 수술 후 간호(배액관-JP, Hemovac 관리, IV PCA 관리	중		
14. 입원관리하기	중		
15. 격리실 출입시 보호 장구 착용 및 폐기물관리	하		
16. 산소포화도 측정(Pluse oximeter)과 심전도 모니터(EKG monitor) 적용	중		
17. 비강 캐뉼라를 이용한 산소 요법	하		
18. 기관내흡인 (endotracheal suction)	상		
19. 기관절개관 관리 (tracheostomy care)	상		
20. 기본 심폐소생술 및 제세동기 적용	상		

1. 활력 징후 측정

1. 성취 목표	▪ 체온, 맥박, 호흡, 혈압을 정확하게 측정할 수 있다. ▪ 체온, 맥박, 호흡, 혈압의 측정결과를 정확하게 기록할 수 있다.
2. 관련선행지식	▪ 내과적 무균법 ▪ 체온, 맥박, 호흡, 혈압의 정상범위 ▪ 체온, 맥박, 호흡, 혈압에 영향을 미치는 요인 ▪ 기록
3. 필요장비 및 물품	▪ 초침이 있는 시계 ▪ 전자(디지털) 체온계/고막 체온계 ▪ 수은혈압계 ▪ 청진기 ▪ 소독솜, 쟁반(tray) ▪ 손소독제 ▪ 간호기록지
4. 수행시간	▪ 10분

활력징후 측정 (0: 전혀 모름, 1: 공부가 더 필요함 2: 완전히 알고 수행할 수 있음)			자가평가			교육자평가		
번호	수행 항목	0	1	2	0	1	2
	액와 체온						
1	손을 씻는다.						
2	필요한 물품을 준비한다.						
3	전자 체온계를 꺼내어 끝부분을 소독솜으로 닦는다.						
4*	전자체온계의 전원을 켠다.						
5	청진기의 귀꽂이(ear piece)를 소독솜으로 닦는다.						
6	혈압계가 제대로 작동하는지 확인해 본다.						
7*	준비한 물품을 가지고 가서 대상자에게 간호사 자신을 소개한다.						
8	대상자의 이름, 등록번호 등을 개방형으로 질문하여 대상자를 확인하고, 입원팔찌와 대조하여 대상자를 확인한다.						
9	대상자에게 체온, 맥박, 호흡을 측정하는 목적과 절차를 설명한다.						
10*	손소독제로 손위생을 실시한다.						
11	대상자의 겨드랑이가 축축한지 확인한다. (축축하면 종이타월로 닦아서 건조시킨다).						
12*	체온계 끝의 체온감지 부분을 겨드랑이 중앙에 삽입한다.						
13	체온계가 삽입된 쪽 팔로 반대편 어깨 부분을 잡게 한다.						
14	대상자에게 체온이 측정(체온계 하면에 나타난 글자가 더 이상 깜박이지 않거나 '삐~'소리 등 해당 전자체온계의 작동방법 적용)될 때까지 체온계가 삽입된 쪽 팔로 반대편 어깨 부분을 잡고 있어야 함을 설명한다.						
15	대상자의 맥박과 호흡을 측정해야 하는 경우에는 체온계를 삽입하고 기다리는 동안 대상자의 맥박과 호흡을 측정한다.						
	맥박과 호흡	0	1	2	0	1	2
16	대상자의 팔을 편한 자세로 놓고, 대상자의 이불을 내려 가슴이 보이도록 한다.						
17*	둘째, 셋째, 넷째 손가락으로 요골 동맥을 찾아서 그 위에 놓는다.						
18	동맥위에 놓인 손가락에 살짝 힘을 주어 동맥을 누른다.						

번호	수행항목	자가평가			교육자평가		
		0	1	2	0	1	2
19	[처음 입원시] 1분간 맥박수를 측정한다. [입원 중 규칙적임을 확인한 후] 30초 동안 맥박수를 측정한 후 2배를 한다.						
20	맥박을 측정한 후 동맥에 손을 그대로 댄 채로 대상자가 눈치 채지 않게 호흡을 측정한다.						
21	[처음 입원시] 1분간 호흡수를 측정한다. [입원 중 규칙적임을 확인한 후] 30초 동안 호흡수를 측정한 후 2배를 한다.						
22	측정한 맥박과 호흡을 메모한다.						
23	체온이 측정되면 체온계를 뺀다.						
24	체온계를 확인하여 측정된 체온을 메모한다.						
25	체온계를 소독솜으로 닦는다.						
26	체온계의 전원을 끄고 용기에 넣는다.						
27	손소독제로 손위생을 실시한다.						
	총 점						
	혈 압	0	1	2	0	1	2
28	대상자에게 혈압을 측정하는 목적과 절차를 설명한다.						
29	대상자가 불안해하거나 화가 나있는지 확인하고 편안한 자세를 취하게 한다(대상자를 눕히거나 앉힌다).						
30	대상자의 옷을 벗기거나 옷을 팔위로 완전히 올린다.						
31	대상자의 팔을 심장과 같은 높이로 놓는다.						
32*	둘째, 셋째 또는 둘째, 셋째, 넷째 손가락으로 상완 동맥을 찾는다.						
33*	커프를 상완 동맥 2~3cm 위에 손가락 하나가 들어갈 정도의 여유를 주고 감는다.						
34*	한 손으로 혈압계의 조절 밸브를 잠그고 압력밸브를 눌러 커프에 공기를 넣고, 다른 손의 둘째, 셋째 손가락을 상완동맥 또는 요골동맥 위에 올려 놓는다.						
35*	상완동맥 또는 요골동맥을 촉지하여 맥박이 소실되는 점에서 혈압계의 눈금을 30mmHg 정도 더 올린다.						

번호	수행항목	자가평가			교육자평가		
		0	1	2	0	1	2
36*	조절 밸브를 천천히 열어 눈금을 1초에 2mmHg의 속도로 내리면서 상완동맥이나 요골동맥에서의 맥박이 다시 촉지되는 지점의 눈금을 읽어서 기억한다.						
37	커프의 공기를 완전히 뺀 후 최소한 15초 동안 기다린다.						
38	상완동맥 위에 청진기를 대고 움직이지 않게 손으로 고정한다.						
39	조절 밸브를 잠그고 압력 bulb를 눌러서 커프에 공기를 넣는다.						
40*	상완동맥이나 요골동맥에서의 맥박이 다시 촉지되었던 지점의 눈금을 기억하여 눈금보다 30mmHg 더 올라가게 혈압계의 눈금을 올린다.						
41*	조절 밸브를 천천히 열어 1초에 2mmHg씩 눈금을 내리면서 처음 소리가 들리는 지점에 눈금을 읽어서 기억한다.						
42*	조절 밸브를 천천히 열어 차츰 커프에서 공기를 빼면서 소리가 없어지는 지점의 눈금을 읽어서 기억한다.						
43	조절 밸브를 완전히 열어 커프에서 공기를 완전히 뺀다.						
44	대상자 팔에서 커프를 풀고 대상자가 옷을 입는 것을 도와 준다.						
45	커프를 말고 혈압계를 정리한다.						
46	측정한 혈압을 메모한다.						
47	청진기의 귀꽂이(ear piece)를 소독솜으로 닦는다.						
48	손을 씻는다.						
49	대상자의 기록지에 체온, 맥박, 혈압측정치를 기록한다.						
총 점							

* 체온을 고막으로 측정하는 경우 다음 절차로 체온, 맥박, 호흡을 측정한다.

번호	수행 항목	자가평가			교육자평가		
	고막 체온	0	1	2	0	1	2
1	손을 씻는다(액와 체온 측정의 ②~⑧까지 동일함).						
2	대상자에게 체온을 측정하는 목적과 절차를 설명한다.						
3	용기에서 탐침 덮개를 꺼낸 후 탐침 덮개를 고막체온계에 덮는다.						
4*	대상자의 머리를 한 쪽으로 돌린다. 성인의 귓바퀴는 후상방으로, 소아는 후하방으로 당긴 다음 탐침을 부드럽게 외이도로 삽입한다.						
5	디지털 액정 부분에 체온이 표시되거나 삐 소리가 나면 탐침을 빼낸 다음 측정치를 읽는다.						
6	탐침 덮개를 제거한다.						
7	측정한 체온을 메모한다.						
8	대상자의 맥박과 호흡을 측정해야 하는 경우에는 측정한다.						
9	손을 씻는다.						
10	대상자의 기록지에 기록한다.						
	총 점						

※ 맥박과 혈압측정은 위와 동일함.
　(0: 전혀 모름, 1: 공부가 더 필요함 2: 완전히 알고 수행할 수 있음)

2. 경구 투약

1. 성취 목표	• 경구투약의 기본원칙을 알고 원칙에 따라 투약할 수 있다. • 투약에 적절한 체위를 취할 수 있다. • 구강건조로 연하곤란 가능성이 있는 노인의 약복용을 도울 수 있다.
2. 관련선행지식	• 투약의 기본원칙 • 안전하게 경구투약하는 방법 • 대상자의 경구투약 가능 여부 사정
3. 필요장비 및 물품	• 투약 카드(또는 컴퓨터 출력물) • 투약카트 또는 트레이 • 물, 물컵(필요시 빨대) • 휴지(또는 종이타월) • 투약 기록지, 손소독제 • 투약 컵 또는 약 봉지 • 코프시럽 약병(실제 먹을 수 있는 것으로 준비)
4. 수행시간	• 7분

경구 투약 (0: 전혀 모름, 1: 공부가 더 필요함 2: 완전히 알고 수행할 수 있음)			자기평가			교육자평가		
번호	수행 항목		0	1	2	0	1	2
1	손을 씻는다.							
2*	투약카트에서 대상자의 약물이 들어 있는 약포지를 꺼내어 투약처방(투약카드 또는 컴퓨터 출력물 등)과 투약원칙(5 rights; 대상자 등록번호, 대상자명, 약명, 용량, 투여경로, 시간 등)을 확인한다.							
3	경구 투약에 필요한 물품을 준비한다.							
4	준비한 물품을 가지고 대상자에게 가서 간호사 자신을 소개한다.							
5*	대상자의 이름, 등록번호 등을 개방형으로 질문하여 대상자를 확인하고, 입원팔찌와 대조하여 대상자를 확인한다.							
6*	약물 투여 목적과 작용 및 유의사항을 설명한 다음 약물에 대한 의문사항이 있으면 질문하도록 한다.							
7*	앉거나 파울러씨 체위를 취하도록 하되 앉는 것이 금기라면 측위를 취하도록 돕는다.							
8	흘리지 않도록 휴지나 타월을 대준다.							
9*	구강건조로 연하곤란이 있는지 확인하기 위해 침을 삼켜보거나 물을 한 모금 마셔보도록 한다.							
10	알약은 한꺼번에 복용하지 말고, 입 속에 부드럽게 넣어주고 한 번에 한 알씩 복용하도록 돕는다. 알약 복용 후에 물약을 복용하도록 한다.							
11	약물을 다 삼킬 때까지 대상자 옆에 있으면서, 약물복용 여부를 확인하기가 어려우면 대상자에게 말을 시켜보거나 입을 벌려보도록 한다.							
12	투약 후에는 대상자가 편안한 체위를 취하도록 도와준다.							
13	손을 씻는다.							
14	수행 결과를 대상자의 간호기록지에 기록한다. 1) 5 rights(대상자명, 약명, 용량, 투약경로, 투약시간) 2) 필요 시 투약목적, 환자의 반응, 투약 못한 이유							
총 점								

3. 근육주사(둔부의 복면, ventrogluteal site)

1. 성취 목표	- 근육주사 처방을 확인하고 이해할 수 있다. - 근육주사 부위를 정확히 선정할 수 있다. - 근육주사 약물을 무균적으로 준비할 수 있다. - 근육주사의 목적과 기대효과를 대상자에게 설명할 수 있다. - 근육주사 통증을 줄이기 위한 간호를 수행할 수 있다.
2. 관련선행지식	- 둔부의 근육주사 부위 - 무균술 - 근육 주사 시 통증감소 간호법 - 투약의 기본 원칙
3. 필요장비 및 물품	- 근육주사용 둔부모형 - 투약카드(또는 컴퓨터 출력물) - 일회용 멸균 주사기(바늘 포함) 2개 - 소독솜 - 약품 라벨이 붙은 앰플 2개 - 투약카트 또는 쟁반(tray) - 투약 기록지, 손소독제 - 손상성 폐기물 전용용기, 일반 의료폐기물 전용용기
4. 수행시간	- 7분

근육주사(둔부의 복면, ventrogluteal site)
(0: 전혀 모름, 1: 공부가 더 필요함 2: 완전히 알고 수행할 수 있음)

번호	수행 항목	자가평가			교육자평가		
		0	1	2	0	1	2
1	대상자의 통증을 사정한다.						
2	손을 씻는다.						
3*	투약처방(투약카드 또는 컴퓨터 출력물 등)과 투약원칙(5 rights: 대상자 등록번호, 대상자명, 약명, 용량, 투여경로, 시간 등)을 확인한다.						
4*	근육주사에 필요한 약물을 정확한 용량 및 방법으로 주사기에 준비한다.						
5*	필요한 물품을 준비한다.						
6	대상자에게 간호사 자신을 소개한다.						
7*	대상자의 이름, 등록번호 등을 개방형으로 질문하여 대상자를 확인하고, 입원팔찌와 대조하여 대상자를 확인한다.						
8	약물의 투여 목적과 작용 및 유의사항에 대해 설명한 다음 의문사항이 있으면 질문하도록 한다.						
9	사생활보호를 위해 병상 간 커튼을 치거나 스크린을 친 다음 대상자의 수술 부위가 올리지 않도록 주의하고, 대상자를 옆으로 편안한 자세로 눕게 한다.						
10	손소독제로 손위생을 실시한다.						
11*	왼(오른)손의 손바닥을 대상자의 오른(왼)쪽 대전자 위에, 집게손가락은 전상장골극(anterior superior iliac spine)위에 올려놓고 가운데 손가락은 장골능을 따라 V자로 벌려서 주사 부위를 선정한다.						
12	두 손가락으로 만든 V자의 가운데 부위를 소독솜으로 안쪽에서 바깥쪽으로 직경 5-8cm 정도 둥글게 닦아낸다.						
13	소독약이 마르면 왼(오른)쪽 3, 4번째 손가락 사이에 소독 솜을 끼워 놓은 채, 오른(왼)손으로 주사기를 집어 올려 주사바늘 뚜껑을 제거한다.						
14*	주사바늘을 90°로 유지한 다음 주사기로 둔부 근육을 재빨리 찌른다.						
15*	피부를 잡았던 손의 엄지와 집게손가락으로 주사기 바늘의 중심부를 잡고, 주사기를 잡았던 손으로는 주사기의 밀대를 뒤로 당긴다.						

번호	수행항목	자가평가 0	자가평가 1	자가평가 2	교육자평가 0	교육자평가 1	교육자평가 2
16*	주사기로 혈액이 나오지 않는다면 주사기 밀대를 당겨보던 손의 엄지손가락으로 밀대를 밀어서 약물을 천천히 주입한다.						
17	약물 주입이 끝나면 왼(오른) 손가락에 끼워둔 소독솜으로 주사부위를 누르면서 둔부에 주사바늘 삽입할 때와 같은 각도로 주사기를 재빨리 빼낸다.						
18	주사부위를 마사지한다.						
19	주사 후의 기대효과에 대해 설명한다.						
20*	주사바늘은 뚜껑을 되씌우지 않은 채 손상성폐기물 전용용기에 버리고 사용했던 소독솜과 주사기는 일반 의료폐기물 전용용기에 버린다.						
21	손을 씻는다.						
22	수행 결과를 대상자의 간호기록지에 기록한다. 1) 5 rights(대상자명, 약명, 용량, 투약경로, 투약시간) 2) 필요 시 투약목적, 환자의 반응, 투약 못한 이유						
	총 점						

4. 피하주사(간이 혈당측정 검사 포함)

1. 성취 목표	- 간이 혈당측정기로 혈당을 측정할 수 있다. - 투약처방을 확인하고 이해할 수 있다. - 혈당검사 결과에 따라 필요한 인슐린의 양을 주사기에 준비할 수 있다. - 정확한 피하주사부위를 선정할 수 있다. - 정확한 방법으로 피하주사를 할 수 있다.
2. 관련선행지식	- 투약의 원칙 - 약물용량 계산 - 피하주사부위 선정 - 무균술 - 간이 혈당측정기 사용 및 관리법
3. 필요장비 및 물품	- 투약 카드(또는 컴퓨터 출력물)　　　- 장갑(필요시) - 주사용 인슐린　　　　　　　　　　- 검사지(strip) - 인슐린 주사기　　　　　　　　　　- 투약카트 또는 쟁반(tray) - 간이 혈당측정기　　　　　　　　　- 투약 기록지 - 피하주사 모형　　　　　　　　　　- 혈당 기록지 - 채혈기(penlet)　　　　　　　　　　- 손상성폐기물 전용용기 - 채혈침(lancet)　　　　　　　　　　- 일반의료폐기물 전용용기 - 소독솜, 손소독제 - 피하주사 부위 순환 그림
4. 수행시간	- 10분

피하주사(간이 혈당측정 검사 포함)
(0: 전혀 모름, 1: 공부가 더 필요함 2: 완전히 알고 수행할 수 있음)

번호	수행 항목	자가평가			교육자평가		
	간이 혈당 측정	0	1	2	0	1	2
1	손을 씻는다.						
2	간이 혈당측정에 필요한 물품을 준비한다.						
3	준비한 물품을 가지고 대상자에게 가서 간호사 자신을 소개한다.						
4*	대상자의 이름, 등록번호 등을 개방형으로 질문하여 대상자를 확인하고, 입원팔찌와 대조하여 대상자를 확인한다.						
5	대상자에게 혈당측정, 목적과 절차에 대해 설명한다.						
6	손소독제로 손위생을 실시한다.						
7	대상자의 손가락 끝을 부드럽게 촉진하여 채혈하기 적절한지 확인한 다음 손이 심장보다 아래에 위치하도록 한다.						
8*	채혈기에 채혈침을 끼워 대상자의 피부 상태에 맞도록 삽입깊이를 조절한다.						
9*	대상자의 손가락 끝을 소독 솜으로 닦은 다음 말린다.						
10	혈당측정기의 전원을 켠다.						
11*	손가락 끝부분의 측면에 채혈기를 놓고 채혈침이 피부를 순간적으로 천자하도록 버튼을 누른다.						
12*	천자부위는 힘주어 짜내지 말고 혈액이 자연스럽게 흘러나오게 한 다음 혈액방울을 검사지에 묻힌다.						
13	혈당측정기의 모니터에 나온 수치를 확인하고 메모한 후 대상자에게 설명해 준다.						
14*	채혈침은 손상성폐기물 전용용기에 버리고 사용했던 소독솜과 혈액이 묻은 검사지는 일반 의료폐기물 전용용기에 버린다.						
15	손을 씻는다.						
16	혈당 기록지에 혈당 측정치를 기록한다.						
	총 점						

피하주사(간이 혈당측정 검사 포함)
(0: 전혀 모름, 1: 공부가 더 필요함 2: 완전히 알고 수행할 수 있음)

번호	수 행 항 목	자가평가	교육자평가
1	손을 씻는다.		
2*	혈당 측정치에 따라 R-I Schedule을 확인한다.		
3	투약처방(투약카드 또는 컴퓨터 출력물 등)과 투약원칙(5 rights; 대상자 등록번호, 대상자명, 약명, 용량, 투여경로, 시간 등)을 확인한다.		
4*	투약처방을 확이나여 정학한 양의 인슐린을 주사기에 준비한다.		
5	피하주사에 필요한 물품을 준비한다.		
6*	대상자의 이름, 등록번호 등을 개방형으로 질문하여 대상자를 확인하고, 입원팔찌와 대조하여 대상자를 확인한다.		
7	준비된 약물의 투여목적과 작용 및 유의사항에 대해 설명한다.		
8	손소독제로 손위생을 실시한다.		
9*	인슐린 주사부위 기록지(그림표)를 보고 주사 부위를 선택한다(주사부위에 타박상, 부종, 경결, 민감성, 변색 등이 있는지 사정한 다음 이전 주사부위를 확인하고 이번에 교대로 주사해야할 주사부위를 확인한다).		
10	대상자에게 편안한 자세를 취하도록 하고, 주사 놓을 부위를 소독솜으로 안에서 바깥쪽으로 직경 5-8cm 정도 둥글게 닦는다.		
11*	주사 바늘 뚜껑을 제거하고, 주사기를 잡지 않은 손으로 주사부위 주변의 피부를 팽팽하게 잡고, 주사바늘을 45°~90°로 빠르면서도 정확하게 삽입한다.		
12	주사바늘이 삽입되면 약물을 주입한다.		
13*	주사바늘을 재빨리 빼고 주사기를 빼낸 부위는 소독솜이나 마른 거즈로 살짝 눌러주되 주사부위는 마사지하지 않는다.		
14*	주사바늘은 뚜껑을 되씌우지 않은 채 손상성폐기물 전용용기에 버리고 사용했던 소독솜과 주사기는 일반 의료폐기물 전용용기에 버린다.		
15	손을 씻는다.		
16	수행 결과를 대상자의 간호기록지에 기록한다. 1) 5 rights(대상자명, 약명, 용량, 투약경로, 투약시간) 2) 필요 시 투약목적, 환자의 반응, 투약 못한 이유		
	총 점		

5. 피내주사 (전완의 내측면)

1. 성취 목표	- 피내주사의 목적을 대상자에게 설명할 수 있다. - 피부 반응검사용 용액을 만들 수 있다. - 피내주사를 정확히 수행할 수 있다. - 피내주사 결과를 해석할 수 있다.
2. 관련선행지식	- 투약의 원칙 - 무균술 - 피내주사의 목적 - 피내주사 부위 선정 - 피내주사 결과 해석
3. 필요장비 및 물품	- 투약 카드(또는 컴퓨터 출력물) - 1ml 주사기 2개 - 5ml 주사기 - 소독솜 - 피내 주사용 모형 - 주사용 바이알 - 주사용 증류수(혹은 생리식염수)앰플 - 투약카트 또는 쟁반(tray) - 투약 기록지 - 손상성폐기물 전용용기 - 일반 의료폐기물 전용용기 - 손소독제
4. 수행시간	- 10분

피내주사 (전완의 내측면)
(0: 전혀 모름, 1: 공부가 더 필요함 2: 완전히 알고 수행할 수 있음)

번호	수행 항목	자가평가			교육자평가		
		0	1	2	0	1	2
1	손을 씻는다.						
2*	투약처방(투약카드 또는 컴퓨터 출력물 등)과 투약원칙(5 rights; 대상자 등록번호, 대상자명, 약명, 용량, 투여경로, 시간 등)을 확인한다.						
3	주사기로 주사용 증류수 5ml를 앰플에서 빼낸다(바이알에 1g의 약물이 들어있는 경우를 기준으로 한다).						
4	약물이 든 바이알의 고무마개를 소독솜으로 닦는다.						
5*	바이알에 증류수 또는 생리식염수 5ml를 멸균적으로 주입한다(약물 1000mg/5ml). (200mg/mL, ※ 참고 0.5g/V-2.5mL, 2g/V-10mL mix)						
6	바이알에 들어있는 분말이 완전히 녹을 때까지 기포가 생기지 않게 조심스럽게 바이알을 흔든다.						
7	바이알의 고무마개를 소독 솜으로 다시 닦는다.						
8*	1ml 주사기로 바이알에서 0.1ml의 약물을 빼내 총량 1mL로 희석한다(20mg/mL).						
9*	주사기 약물 중 0.9mL는 버리고 나머지 0.1mL를 다시 총량 1mL로 희석한다(2mg/mL)						
10	피내주사에 필요한 물품을 준비한다.						
11	준비한 물품을 가지고 대상자에게 가서 간호사 자신을 소개한다.						
12*	대상자의 이름, 등록번호 등을 개방형으로 질문하여 대상자를 확인하고, 입원팔찌와 대조하여 대상자를 확인한다.						
13	대상자에게 피내주사의 목적과 절차에 대해 설명한다.						
14	손소독제로 손위생을 실시한다.						
15*	적절한 피내주사 부위를 선택한다(전완의 내측면).						
16	대상자의 팔을 침대 바닥면이나 침상 밑 탁자(over-bed table)의 바닥면 위에 바로 펴서 얹은 다음 편안한 자세로 있게 한다.						
17	주사 놓을 부위를 소독솜으로 안에서 바깥쪽으로 직경 5-8cm 정도 둥글게 닦은 다음 소독액이 마를 때까지 잠시 기다린다.						

번호	수 행 항 목	자가평가			교육자평가		
		0	1	2	0	1	2
18	왼(오른)손으로 주사부위 위쪽 또는 아래쪽으로 2-3cm 떨어진 부위의 피부를 팽팽하게 잡아당긴다.						
19*	주사바늘의 사면이 위로 오도록 하여 주사기가 피부와 10~15°의 각도를 유지하도록 잡은 다음 표피 아래 진피층에 주사바늘의 사면이 들어갈 때까지 피내에 삽입한다.						
20*	주사바늘의 사면이 피내로 삽입되고 나면 피부를 잡아당겼던 왼(오른)손으로 주사기의 밀대를 밀어 피부에 직경이 약 5-6mm(0.05mL) 정도의 낭포가 생길 때까지 약물을 서서히 주입한다.						
21*	주사바늘을 빼낸 후 주사바늘이 빠져나온 부위로 약물이 나와 물기가 생긴 경우는 마른 멸균거즈 살짝 닦아낸다. 작은 낭포의 둘레를 볼펜으로 동그랗게 표시한 다음, 주사약명과 투여시간을 적는다. ※ 참고: 1mL 주사기에 생리식염수를 준비하여 위의 주사부위의 3~4cm 떨어진 옆 또는 반대쪽 팔의 대칭부위에 같은 양을 대조액으로(0.02~0.05mL) 피내주사 하여 음성 대조군을 만들어 비교하는 절차가 있으나 여기서는 생략됨.						
22*	주사부위는 마사지 하지 않는다.						
23*	주사바늘은 뚜껑을 되씌우지 않은 채 손상성폐기물 전용용기에 버리고 사용했던 소독솜과 주사기는 일반 의료폐기물 전용용기에 버린다.						
24	손을 씻는다.						
25*	15분 후에 주사부위의 반응을 관찰한다.						
26	수행 결과를 대상자의 간호기록지에 기록한다. 1) 5 rights(대상자명, 약명, 용량, 투약경로, 투약시간) 2) 필요 시 투약목적, 환자의 반응, 투약 못한 이유						
	총 점						

6. 정맥 수액 주입

1. 성취 목표	<ul><li>수액주입의 목적을 설명할 수 있다.</li><li>수액의 상태가 투여가능한지 확인할 수 있다(수액 백 내의 이물질, 파손, 유효기간).</li><li>수액세트를 수액 백에 연결하여 line에 공기가 없도록 준비할 수 있다.</li><li>혈관 카테터로 정맥천자 후 수액 line과 연결할 수 있다.</li><li>수액주입 속도를 조절할 수 있다.</li></ul>
2. 관련선행지식	<ul><li>수액요법의 목적</li><li>무균술</li><li>말초정맥 천자법</li><li>수액주입 준비</li><li>용량계산 및 수액주입속도 조절</li></ul>
3. 필요장비 및 물품	<ul><li>5% Dextrose Water 500ml(수액백)</li><li>수액세트</li><li>22G~24G 혈관카테터(angio catheter)</li><li>지혈대(tourniquette)</li><li>소독솜 또는 포비돈 스틱</li><li>수액 걸대 (IV pole)</li><li>곡반(kidney basin)</li><li>투명 필름 드레싱(tegaderm 또는 IV 3000 또는 고정용 반창고)</li><li>5% DW 500ml IV 라고 쓰여진 약 카드</li><li>팔 정맥 주사 모형</li><li>투약카트 또는 쟁반(tray)</li><li>투약 기록지, 손소독제</li><li>손상성폐기물 전용용기</li><li>일반 의료폐기물 전용용기</li><li>수액백 부착용 라벨</li></ul>
4. 수행시간	10분

정맥 수액 주입 (0: 전혀 모름, 1: 공부가 더 필요함 2: 완전히 알고 수행할 수 있음)		자가평가			교육자평가		
번호	수행 항목	0	1	2	0	1	2
1	손을 씻는다.						
2*	투약처방(투약카드 또는 컴퓨터 출력물 등)과 투약원칙(5 rights; 대상자 등록번호, 대상자명, 약명, 용량, 투여경로, 시간 등)을 확인한다.						
3	투약처방을 보고 정확한 수액을 준비한다.						
4*	수액백에 날짜, 등록번호, 대상자 이름, 수액명, 용량, 주입속도 등이 적혀있는 라벨을 붙인다.						
5*	수액과 수액세트를 연결한다. 1) 수액백의 고무마개를 소독솜으로 닦은 후 수액세트를 꽂아 점적통의 1/2정도를 수액으로 채운다.						
6*	2) 수액백을 높이 들고 수액을 통과시켜 튜브의 공기를 빼낸 다음 조절기를 잠근다.						
7	수액 주입에 필요한 물품을 준비한다(수액의 유효일자, 이상 유무 등 확인).						
8	준비한 물품을 가지고 대상자에게 가서 간호사 자신을 소개한다.						
9*	대상자의 이름, 등록번호 등을 개방형으로 질문하여 대상자를 확인하고, 입원팔찌와 대조하여 대상자를 확인한다.						
10	투약의 목적과 약물의 효과, 주의사항, 방법에 대해 설명한다.						
11	손소독제로 손위생을 실시한다.						
12	침상 옆의 수액 걸대에 수액백을 걸고 수액세트의 끝을 대상자에게 주사할 부위 가까이에 둔다.						
13	대상자에게 편안한 자세를 취하도록 하고 팔을 심장보다 낮게 위치하도록 한 다음 정맥의 상태를 확인한다.						
14*	정맥 상태가 양호한 부위 보다 12~15cm 위쪽을 지혈대로 묶어 삽입할 카테터의 길이보다 정맥이 곧고 길게 두드러진 부위를 주사부위로 선정한다.						
15	천자할 정맥을 정하고 나면 손 소독제로 다시 손 소독을 한 다음 소독솜으로 주사부위를 안에서 밖으로 5-8cm 정도 둥글게 닦는다.						

번호	수행항목	자가평가			교육자평가		
		0	1	2	0	1	2
16*	정맥 천자할 부위의 위쪽이나 아래쪽으로 2-3cm 떨어진 부분의 피부를 왼(오른)쪽 엄지손가락으로 팽팽히 잡아당긴 다음 오른(왼)손으로 카테터의 사면이 위로 오도록 잡고 15°~30°도로 혈류 방향을 따라 카테터를 정맥 내로 삽입한다.						
17*	카테터 내로 혈액이 역류되면 카테터의 중심부를 잡고 카테터의 삽입각도를 약간 낮추면서 카테터를 혈관으로 진입시키면서 카테터 길이만큼 탐침을 조금씩 빼낸다.						
18	카테터가 완전히 삽입된 후 카테터를 잡지 않은 손으로 지혈대를 푼다.						
19	카테터가 삽입되어 있는 부분의 피부를 계속 눌러주어 혈액이 카테터를 통해 흘러내리지 않도록 한다.						
20	한 손은 카테터가 삽입되어 있는 부위를 눌러주고 다른 한 손은 수액세트의 튜브를 잡아서 카테터의 중심부와 연결한 다음 수액세트의 조절기를 풀어 수액의 주입을 확인한다.						
21	부종, 통증 등 침윤증상이 있는지 카테터 삽입 부위의 조직을 관찰한다.						
22	카테터에서 손을 뗀 다음 반창고나 투명드레싱으로 카테터 삽입 부위를 고정한다.						
23*	처방에 따라 주입액의 속도를 조절한다.						
24*	고정용 반창고나 드레싱에 카테터 삽입 날짜와 시간, 카테터의 크기를 기입한다.						
25	대상자가 편안한 자세를 취하도록 돕는다.						
26*	주사바늘은 뚜껑을 되씌우지 않은 채 손상성폐기물 전용용기에 버리고 사용했던 소독솜과 주사기는 일반 의료폐기물 전용용기에 버린다.						
27	손을 씻는다.						
28	수행 결과를 대상자의 간호기록지에 기록한다. 1) 5 rights(대상자명, 약명, 용량, 투약경로, 투약시간) 2) 필요 시 투약목적, 환자의 반응, 투약 못한 이유						
	총 점						

7. 수혈요법

1. 성취 목표	- 수혈에 필요한 물품을 준비할 수 있다. - 수혈제제를 3-way stopcock에 연결할 수 있다. - 수혈 주입속도를 맞출 수 있다. - 수혈 부작용을 감시할 수 있다.
2. 관련선행지식	- 혈액성분의 종류 - 수혈 시 필요한 혈액검사 결과 - 정맥주입방법 - 수혈 부작용의 종류 및 간호
3. 필요장비 및 물품	- 팔 정맥주사 모형 - 스티커(라벨) 부탁된 혈액제제 백 - 혈액 종류에 따른 수혈세트 - 18~22G angio catheter - 지혈대(tourniquette) - 70% 알코올 솜 또는 포비돈 스틱 - 수액 걸대 (IV pole) - 멸균장갑 - 투명 필름 드레싱 고정용 반창고 - 3-way stopcock - 투약카트 또는 쟁반(tray) - 초침시계, 곡반 - 청진기, 혈압계, 고막체온계 - 손소독제 - 손상성 폐기물 전용용기 - 일반 의료용 폐기물 전용용기 - 간호기록지 - 수혈 sign할 기록지
4. 수행시간	- 10분

수혈요법 (0: 전혀 모름, 1: 공부가 더 필요함 2: 완전히 알고 수행할 수 있음)							
번호	수 행 항 목	자가평가			교육자평가		
		0	1	2	0	1	2
1	손을 씻는다.						
2	수혈 처방을 확인한 후 간호사실에서 수혈동의서를 확인한다.						
3*	혈액은행에서 수령해 온 혈액을 의료인 2인이 직접 적십자 혈액원 스티커와 후면의 본원 혈액부착 스티커에 기재된 대상자 이름, 성별, 나이, 등록번호, 혈액제제, 혈액고유번호, 혈액형, irradiation 유무, 유통기한, 혈액의 상태(공기방울, 혼탁도, 색깔 이상 등)를 확인하고 확인란에 서명한다.						
4	필요한 물품을 준비한다.						
5	대상자에게 간호사 자신을 소개한다.						
6*	대상자의 이름, 등록번호 등을 개방형으로 질문하여 대상자를 확인하고, 입원팔찌와 대조하여 대상자를 확인한 후 혈액형을 말하도록 하여 준비한 혈액과 동일한지 확인한다(의료인 2인이 직접 실시).						
7	대상자에게 수혈 필요성을 설명한 후 그 동안 수혈경험 및 부작용 경험 유무를 확인하며, 수혈의 목적, 효과, 방법, 부작용에 대해 설명한다.						
8	손소독제로 손위생을 실시한다.						
9*	수혈 전 대상자 상태를 확인한다. 1) 활력징후 측정						
10*	2) 피부상태 관찰, 가려움증 확인						
11	장갑을 착용한다.						
12*	수혈세트와 혈액백을 연결한다. 1) 수혈세트를 꺼내어 조절기(clamp)를 완전히 잠근다.						
13*	2) puncture가 되지 않도록 삽입침을 혈액백에 정확하게 삽입한다.						
14*	수혈세트의 공기를 제거한다. 1) drip chamber에 2/3~3/4 이상 혈액을 채운다.						

번호	수행항목	자가평가			교육자평가		
		0	1	2	0	1	2
15*	2) 수혈세트의 조절기를 열고 공기를 완전히 제거한다.						
16*	수혈세트와 3-way stopcock를 연결한다. 1) 3-way stopcock 보호덮개를 열고 소독솜으로 연결부위를 소독한다.						
17*	2) 수혈세트를 연결한다.						
18*	3) 3-way의 조절기를 돌려서 수혈제제가 주입되도록 하고, 수액제제가 연결되어 있는 라인은 다른 수액이 주입되지 않도록 한다.						
19*	수혈을 시작하고 주입속도를 조절한다. 1) 수혈세트 조절기(clamp)를 열어서 잘 들어가는지, 팔이 붓지 않는지를 확인한다.						
20*	2) 첫 15분 동안 15-20gtts으로 주입속도를 맞춘다.						
21*	수혈 직후 다음사항을 사정한다. 1) 주사부위가 부종, 통증, 잘 들어가지 않거나, 오심/구토, 피부 가려움, 발적, 발열, 오한이 생기면 바로 이야기 해 달라고 설명한다.						
22*	2) 혈액(성분) 1개(bag)를 2~3시간에 걸쳐 주입될 예정임을 설명한다.						
23	뒷정리 1) 사용한 물품은 분리수거하고 장갑을 벗는다. 2) 모든 물품을 제자리에 정돈한다.						
24	손을 씻는다.						
25	수혈 시작 후 15분간 대상자 곁에서 주의 깊게 관찰하고 수혈 시작 후 15분에 활력징후를 측정할 것이라고 환자에게 설명한다.						
26	수행 결과를 대상자의 간호기록지에 기록한다. 1) 혈액제제의 종류, 혈액형, irradiation 유무, 수혈 양, 혈액 주입 시작 시간과 주입속도 2) 수혈 전·중·후 활력징후 3) 수혈 부작용 발생 유무						
	총 점						

8. 간헐적 위관영양

1. 성취 목표	- 간헐적 위관영양을 정확하게 수행할 수 있다. - 간헐적 위관영양 수행한 것을 정확하게 기록할 수 있다.
2. 관련선행지식	- 소화기계의 해부학적 상태 - 소화기계의 기능 - 섭취 - 내과적 무균법 - 기록
3. 필요장비 및 물품	- 처방된 위관영양액 - 관장용 주사기(50cc), 영양액 주입 용기와 세트 - 물 - 쟁반(tray), 곡반(폐기물 용도) - 위 모형이 있는 인형 - 손소독제, 간호기록지 - 종이타월, 수건
4. 수행시간	- 10분

간헐적 위관영양 (0: 전혀 모름, 1: 공부가 더 필요함 2: 완전히 알고 수행할 수 있음)		자가평가			교육자평가		
번호	수 행 항 목	0	1	2	0	1	2
1	손을 씻는다.						
2	처방된 위관영양액을 포함하여 필요한 물품을 준비한다.						
3	처방된 위관영양액을 체온 정도의 온도로 데운다.						
4	대상자에게 간호사 자신을 소개한다.						
5*	대상자의 이름, 등록번호 등을 개방형으로 질문하여 대상자를 확인하고, 입원팔찌와 대조하여 대상자를 확인한다.						
6	대상자에게 목적과 절차를 설명한다.						
7	대상자 상태가 허락하면 30~45° 정도 앉은 자세를 취하게 한다 (일어나지 못하면 오른쪽으로 눕힌다).						
8	손소독제로 손위생을 실시한다.						
9	처방된 위관영양액을 담은 용기를 주입세트와 연결한 다음 공기를 끝부분까지 제거하고 걸대(pole대)에 건다.						
10	대상자 옷에 고정되어 있는 위관을 푼다.						
11	위관을 꺾고 위관 마개를 빼고 위관에 30mL의 공기가 든 주사기를 연결한다.						
12*	꺾어 쥔 위관을 풀고 공기를 주입한 후 주사기로 위 내용물을 흡인해 내어 위관이 제자리에 잘 삽입되었는지 확인한다.						
13*	흡인해 낸 위 내용물이 소화액인 경우는 위로 다시 주입한다. * 참고) 흡인된 내용물이 50mL 이상으로 소화가 안 된 채 나오면 영양공급을 하지 않고 의사에게 알린다.						
14	위관을 꺾어서 쥐고 주사기를 분리하고 위관 마개를 막는다.						
15	주사기 내관을 제거한 뒤 위관을 꺾어 쥔 후 위관에 주사기를 연결한다.						

번호	수 행 항 목	자가평가			교육자평가		
		0	1	2	0	1	2
16*	실온의 물 15~30ml 정도를 주사기에 붓고 꺾어 쥔 위관을 풀어 천천히 주입하다가 주사기 끝에 물이 도달했을 때 다시 위관을 꺾어 쥐고 주사기를 제거한다.						
17*	걸대에 걸어둔 처방된 위관영양액 용기를 위관에 연결한 후 꺾어 쥔 위관을 풀고 용액을 천천히 주입한다. 1분에 50mL 이상 주입하지 않는다.						
18	처방된 위관영양액을 모두 주입하여 용기 끝에 용액이 도달 했을 때 위관을 꺾어 쥔 후 용기를 제거한다.						
19*	내관을 뺀 주사기를 위관에 연결하고 실온의 물 30~60mL를 주사기에 부어 위관을 씻어준다.						
20	물이 위관으로 다 주입되기 직전에 위관을 꺾어 쥔 후 주사기를 빼고 위관 마개를 막는다.						
21	위관을 다시 제자리에 고정한다.						
22*	대상자에게 주입한 후 30~45°의 자세로 30분 이상 있게 하여 토하지 않게 설명하고, 30분 이상 자세를 유지하도록 한다.						
23	사용한 물품을 정리한다.						
24	손을 씻는다.						
25	수행결과를 대상자의 간호기록지에 기록한다. 1) 날짜 및 시간 2) 용액의 양과 형태, 주입시간 3) 대상자의 반응 4) 대상자의 팽만감이나 구토증						
	총 점						

9. 단순도뇨

1. 성취 목표	- 단순도뇨를 정확하게 수행할 수 있다. - 단순도뇨 수행한 것을 정확하게 기록할 수 있다.
2. 관련선행지식	- 내과적 무균법 - 멸균수법 - 방광, 요관, 요도의 해부학적 상태 - 방광, 요관, 요도의 기능 - 단순도뇨의 목적 - 기록
3. 필요장비 및 물품	- 드레싱세트 (종지 두 개가 필요) - 곧은 도뇨관(6-7Fr) - 멸균장갑 - 소독솜 - 소독된 윤활제 - 쟁반(tray), 곡반 - 홑이불, 방수포(diaper), 반홑이불, 공포(hole towel) - 소변기 - 도뇨 모형 - 손소독제, 간호기록지
4. 수행시간	- 10분

단순도뇨 (0: 전혀 모름, 1: 공부가 더 필요함 2: 완전히 알고 수행할 수 있음)							
번호	수행 항목	자가평가			교육자평가		
		0	1	2	0	1	2
1*	손을 씻는다.						
2	드레싱세트를 쟁반위에 놓고 멸균수법으로 편다.						
3	드레싱세트 속에 있는 종지에 소독솜을 넣는다.						
4	멸균된 마른 거즈와 윤활제, 공포(hole towel)를 세트 속에 넣는다.						
5*	적당한 크기(6~7Fr)의 도뇨관을 무균적으로 세트속에 넣는다. * 참고) 남자 : 7~8Fr.						
6	필요한 물품을 준비하여 침상가로 가지고 간다.						
7	대상자에게 간호사 자신을 소개한다.						
8*	대상자의 이름, 등록번호 등을 개방형으로 질문하여 대상자를 확인하고, 입원팔찌와 대조하여 대상자를 확인한다.						
9	단순도뇨를 하는 목적과 절차를 대상자에게 설명한다.						
10	대상자의 사생활을 보호해 주고 똑바로 눕도록 도와준다.						
11	윗 침구를 침상발치에 부채모양으로 접어놓고 홑이불을 마름모 모양으로 대상자를 덮어준다.						
12	방수포(고무포)와 반홑이불을 대상자 둔부 밑에 깐다.						
13	대상자의 하의를 벗기고 무릎을 굽히고 60cm 가량 다리를 벌려 배횡와위(dorsal recumbent position)를 취하도록 도와준다.						
14	양쪽 발 주위를 마름모 모양으로 덮은 홑이불 끝으로 감아 싼다.						
15	복부 위로 홑이불 끝을 접어 올린다.						
16	세트가 있는 쟁반과 곡반을 대상자 다리 사이에 놓는다.						
17	대상자에게 다리를 움직이지 말라고 설명한다.						
18	준비한 세트를 연다.						
19*	손위생을 시행한 후, 멸균장갑을 멸균수법으로 착용한다.						
20*	멸균장갑 낀 손이 오염되지 않게 외음부의 노출된 부위를 공포(hole towel)로 덮어 준다.						
21	도뇨관 끝(5cm)에 윤활제를 바른다.						
22	소독솜으로 외음부 주위를 닦을 때 찬 느낌이 있을 수 있음을 설명한다.						

번호	수행항목	자가평가			교육자평가		
		0	1	2	0	1	2
23*	소독솜으로 외음부 주위를 닦는다(한 번 닦을 때 마다 새 솜을 사용). 1) 왼 손의 엄지와 검지로 음순을 벌려서 요도를 노출시킨다. 2) 양편 대음순을 위에서 밑으로 닦는다. 3) 양편 소음순을 위에서 밑으로 닦는다. 4) 요도를 위에서 밑으로 닦는다. 5) 도뇨관을 삽입할 때까지 음순을 왼손으로 벌리고 있는다. ※ 참고) 남자의 경우 1) 왼손이 엄지와 검지로 음경을 잡고 표피(Preputium)를 잡아당긴다. 2) 요도를 소독솜으로 닦고 버린다. 3) 요도구 바깥쪽으로 둥글게 닦고 버린다.						
24	도뇨관을 삽입함을 대상자에게 설명한다.						
25*	오른손으로 도뇨관이 오염되지 않게 잘 감아쥐고 후상방으로 5~8cm삽입한다. ※ 참고) 남자 : 12~18cm 삽입						
26	소변이 흘러나오기 시작하면 도뇨관을 2~4cm 가량 더 삽입한다.						
27	소변이 곡반 속으로 흘러나오게 한다.						
28	소변이 흘러나오지 않게 되면 도뇨관을 빼어 곡반에 버린다.						
29	마른 거즈로 요도구와 그 주위를 닦는다.						
30	장갑을 벗고 공포(hole towel)을 치운다.						
31*	대상자를 편안하게 해주고 소변기에 소변을 담아 양을 측정한다.						
32	사용한 물품을 정리한다.						
33	손을 씻는다.						
34*	수행 결과를 대상자의 간호기록지에 기록한다. 1) 시간과 날짜 2) 절차를 시행한 이유 3) 사용한 도뇨관의 크기 4) 소변의 양과 색깔						
	총 점						

10. 유치도뇨 (indwelling catheterization)

1. 성취 목표	▪ 유치도뇨를 정확하게 수행할 수 있다. ▪ 유치도뇨 수행한 것을 정확하게 기록할 수 있다.
2. 관련선행지식	▪ 내과적 무균법 ▪ 멸균수법 ▪ 방광, 요관, 요도의 해부학적 상태 ▪ 방광, 요관, 요도의 기능 ▪ 유치도뇨의 목적 ▪ 기록
3. 필요장비 및 물품	▪ 유치도뇨세트 (종지 3개, 주사기, 공포(hole towel)) ▪ 혈관섭자 또는 겸자(kelly) ▪ 유치도뇨관(14-16Fr) ▪ 멸균장갑, 10mL 멸균 주사기 ▪ 소독솜, 멸균증류수 ▪ 수용성 윤활제 ▪ 반창고 ▪ 쟁반(tray), 곡반 ▪ 홑이불, 방수포(diaper), 반홑이불 ▪ 소변수집주머니(urine bag) ▪ 도뇨 모형 ▪ 손소독제 ▪ 간호기록지
4. 수행시간	▪ 15분

유치도뇨 (indwelling catheterization)
(0: 전혀 모름, 1: 공부가 더 필요함 2: 완전히 알고 수행할 수 있음)

번호	수 행 항 목	자가평가			교육자평가		
		0	1	2	0	1	2
1	손을 씻는다.						
2*	유치도뇨세트를 쟁반(tray)위에 놓고 멸균수법으로 편다.						
3*	세트 속에 있는 종지 하나에는 소독솜을 무균적으로 넣고 또 하나에는 멸균 증류수를 무균적으로 붓는다.						
4*	나머지 종지 속에 수용성 윤활제와 멸균된 주사기를 무균적으로 넣는다.						
5*	적당한 크기의 도뇨관을 무균적으로 세트 속에 넣는다. * 참고) 여자: 14~16Fr. 남자: 16~18Fr						
6	필요한 물품을 준비하여 침상가로 가지고 간다.						
7	대상자에게 간호사 자신을 소개한다.						
8*	대상자의 이름, 등록번호 등을 개방형으로 질문하여 대상자를 확인하고, 입원팔찌와 대조하여 대상자를 확인한다.						
9	유치도뇨를 하는 목적 및 절차를 대상자에게 설명한다.						
10	대상자의 사생활을 보호해 주고 똑바로 눕도록 설명한다.						
11*	손소독제로 손위생을 실시한다.						
12	윗 침구를 침상발치에 접어놓고 가져간 홑이불로 대상자를 덮어 준다.						
13	방수포(고무포)와 반홑이불을 대상자 둔부 밑에 깐다.						
14	대상자의 하의를 벗기고 무릎을 굽히고 60cm 가량 다리를 벌려 배횡와위(dorsal recumbent position)를 취하도록 도와준다. ※ 참고) 남자는 똑바로 눕게 하고 회음부만 노출						
15	대상자 양쪽 대퇴 주위를 덮은 홑이불 끝으로 감아 싼 후 외음부를 노출시킨다.						
16	세트가 있는 쟁반(tray)과 곡반을 대상자 다리 사이에 놓는다.						
17	대상자에게 다리를 움직이지 말라고 설명한다.						
18	준비한 세트를 연다.						
19*	멸균장갑을 멸균수법으로 착용한다.						

번호	수 행 항 목	자가평가 0	1	2	교육자평가 0	1	2
20*	멸균장갑 낀 손이 오염되지 않게 외음부의 노출된 부위를 공포(hole towel)로 덮어 준다.						
21	주사기에 도뇨관에 표시된 정확한 양의 증류수를 준비한다.						
22	도뇨관의 풍선주입구(balloon lumen)에 주사기에 증류수를 주입하여 도뇨관 풍선의 팽창여부를 확인한다.						
23*	증류수를 주사기속으로 빼낸다.						
24	도뇨관 끝(5cm)에 윤활제를 바른다.						
25*	도뇨관의 소변이 흘러나오는 출구를 혈관섭자(또는 겸자)로 잠근다.						
26	소독솜으로 외음부 주위를 닦을 때 찬 느낌이 있을 수 있음을 설명한다.						
27*	소독솜으로 외음부 주위를 닦는다(한 번 닦을 때 마다 새 소독솜을 사용).						
28*	1) 왼 손의 엄지와 검지로 음순을 벌려서 요도를 노출시킨다.						
29*	2) 양편 대음순을 위에서 밑으로 닦는다.						
30*	3) 양편 소음순을 위에서 밑으로 닦는다.						
31*	4) 요도를 위에서 밑으로 닦는다.						
32*	5) 도뇨관을 삽입할 때까지 음순을 왼손으로 벌리고 있는다.						
	* 참고) 남자 왼손의 엄지와 검지로 음경을 잡고 표피(Preputium)를 잡아당긴다. 요도를 소독솜으로 닦고 버린다. 요도구 바깥쪽으로 둥글게 닦고 버린다.						
33	도뇨관을 삽입함을 대상자에게 설명한다.						
34*	오른손으로 도뇨관이 오염되지 않게 혈관섭자와 함께 잘 감아쥐고 요도 후상방으로 5~8cm 삽입한다. * 참고) 남자 : 12~18cm 삽입						
35*	잠가둔 혈관섭자를 풀고 곡반에 대고 소변이 나오는지 확인하여 소변이 흘러나오기 시작하면 소변이 흘러오나오는 출구를 혈관섭자로 잠근 후, 도뇨관을 2~4cm 가량 더 삽입한다.						

번호	수 행 항 목	자가평가			교육자평가		
		0	1	2	0	1	2
36*	도뇨관의 풍선 주입구(balloon lumen)에 주사기에 들어 있는 증류수를 주입하여 도뇨관의 풍선을 팽창시킨다.						
37	도뇨관이 안전하게 방광 안에 있는지 확인하기 위하여 도뇨관을 부드럽게 잡아당겨 본다.						
38	장갑을 벗고 공포(hole towel)을 치운다.						
39	소변주머니의 하단의 조절기(clamp)가 잠겨 있는지 확인한 후 소변 수집 주머니를 도뇨관과 연결한다.						
40	도뇨관의 소변 나오는 출구를 잠가 두었던 혈관섭자를 제거한다.						
41	도뇨관을 반창고로 대퇴에 고정시킨다.						
42	소변 수집 주머니가 침상보다 낮게 위치하도록 안전하게 고정하고, 바닥에 닿지 않도록 주의한다.						
43*	소변 주머니 상단의 조절기(clamp)가 열려있는지 확인하여 소변이 잘 나오는지 확인하고 대상자를 편안하게 해준다.						
44	소변 수집 주머니 관리 방법에 대해 설명한다.						
45	사용한 물품을 정리한다.						
46	손을 씻는다.						
47	수행결과를 대상자의 간호기록지에 기록한다. 시간과 날짜 절차를 시행한 이유 사용한 도뇨관의 크기 및 종류(유형) 소변의 양과 색깔 소변이 잘 배출되고 있는지						
	총 점						

11. 배출관장

1. 성취 목표	- 배출관장을 정확하게 수행할 수 있다. - 배출관장 수행한 것을 정확하게 기록할 수 있다.
2. 관련선행지식	- 배설기관의 해부학적 상태 - 배설의 기전 - 관장의 목적 - 관장의 종류 - 내과적 무균법
3. 필요장비 및 물품	- 관장액(글리세린) - 미온수(37.7~40.5°C) - 50mL 주사기나 관장용 주사기 - 카테터(10Fr)나 직장튜브(14-20Fr) - 홑이불, 방수포(고무포)와 반홑이불 - 윤활제 - 쟁반(tray), 곡반 - 검온계 - 일회용 장갑 - 관장 모형 - 휴지 - 손소독제, 간호기록지 - 대변기(필요시)
4. 수행시간	- 10분

배출관장 (0: 전혀 모름, 1: 공부가 더 필요함 2: 완전히 알고 수행할 수 있음)			자가평가			교육자평가		
번호	수 행 과 목		0	1	2	0	1	2
1	손을 씻는다.							
2	필요한 물품을 준비한다.							
3	주사기 내관을 빼고 주사기 앞부분을 손으로 막은 상태에서 글리세린과 37.7~40.5℃(검온계로 확인)의 물을 1:1로 부어 관장액을 준비한다.							
4	주사기 내관을 꽂은 다음 카테터나 직장튜브의 끝부분을 개봉하여 주사기를 연결하고 공기를 빼준다.							
5	카테터나 직장튜브 끝 10~15cm 부위에 윤활제를 바른다							
6	준비한 물품을 가지고 대상자에게 간호사 자신을 소개한다.							
7*	대상자의 이름, 등록번호 등을 개방형으로 질문하여 대상자를 확인하고, 입원팔찌와 대조하여 대상자를 확인한다.							
8	관장의 목적과 절차를 설명한다.							
9	커튼이나 스크린을 쳐서 대상자의 사생활을 보호해 준다.							
10*	손소독제로 손위생을 실시한다.							
11	홑이불을 윗 침구 위에 펴서 잡게 하고 윗 침구를 끌어내려 침상 발치에 접어놓고 홑이불로 덮어준다.							
12	대상자에게 Sim's position 또는 좌측위를 취하게 한다.							
13	대상자 둔부 밑에 방수포(고무포)와 반홑이불을 깐다.							
14	일회용 장갑을 착용한다.							
15	대상자의 둔부를 노출시키고 항문이 보이도록 사이를 벌린다.							
16	대상자에게 입으로 숨을 천천히 내쉬면서 긴장을 풀도록 유도한다.							
17*	카테터나 직장튜브 끝을 대상자의 배꼽을 향하도록 해서 5~10cm 정도 삽입한다.							
18	카테터나 직장튜브 위치를 고정하고 관장액을 천천히 주입한다.							
19	용액이 주입되는 동안 불편함이 있을 수 있음을 설명한다.							
20	용액을 전부 주입한 후 카테터나 직장튜브를 항문에서 빼내어 휴지에 싸서 곡반에 놓는다.							

번호	수 행 과 목	자가평가			교육자평가		
		0	1	2	0	1	2
21	일회용 장갑을 벗는다.						
22	대상자에게 팽만감을 느끼는 것은 정상임을 설명한다.						
23*	대상자에게 '10~15분 대변을 참거나' 혹은 '침대에 누워서 참을 수 있을 만큼' 대변을 참은 후 화장실에 가야 함을 설명한다.						
24	대상자에게 대변을 본 후 그 결과를 알려야 함을 설명한다.						
25	적어도 한 시간 동안 둔부 밑에 방수포(고무포)와 반홑이불을 그대로 둔다.						
26	대상자를 편안하게 해 주고 물품을 정돈한다.						
27	손을 씻는다.						
28	수행 결과를 대상자의 간호기록지에 기록한다. 관장의 종류 관장 용액 및 주입한 양 용액이 체내에 체류해 있었던 시간 관장절차에 대한 대상자의 이상반응 대상자의 관장 결과(대변양, 대변양상)						
총 점							

12. 수술 전 간호(심호흡 격려, 수술부위 피부준비 및 주의사항)

1. 성취 목표	- 수술 전 대상자에게 수술 후 사용할 incentive spirometer 사용법을 교육시킬 수 있다. - 수술부위 피부 준비를 수행할 수 있다. - 수술 전 주의사항을 교육시킬 수 있다.
2. 관련선행지식	- 수술 후 합병증 - 수술 후 폐합병증 예방을 위한 폐운동법 - 수술 종류에 따른 피부준비 부위 및 피부준비 방법 - 수술 전 준비사항
3. 필요장비 및 물품	- 전신 또는 복부 마네킹 - incentive spirometer - 담요, 베개 - 거즈, 휴지(prn) - 제모제, 면도기 - 종이수건 - 스크린 또는 커튼 - 1회용 장갑 - 비누액, 스펀지 - 손소독제, 간호기록지
4. 수행시간	10분

수술 전 간호(심호흡 격려, 수술부위 피부준비 및 주의사항)							
(0: 전혀 모름, 1: 공부가 더 필요함 2: 완전히 알고 수행할 수 있음)							
번호	수 행 과 목	자가평가			교육자평가		
		0	1	2	0	1	2
1	손을 씻는다.						
2	필요한 물품을 준비한다.						
3	대상자에게 간호사 자신을 소개한다.						
4*	대상자의 이름, 등록번호 등을 개방형으로 질문하여 대상자를 확인하고, 입원팔찌와 대조하여 대상자를 확인한다.						
5*	대상자에게 수술동의서 작성에 대해 확인하는 질문과 수술에 대한 환자의 이해도를 파악하는 질문을 한다.						
6	수술에 대한 불안을 사정하고 필요시 불안 간호를 실시한다.						
7	손소독제로 손위생을 실시한다.						
Incentive spirometer 사용방법 교육							
8	대상자에게 목적(수술 후 심호흡, 기침, incentive spirometer가 필요한 이유)과 절차를 설명한다.						
9	대상자를 좌위/반좌위를 취하게 한다.						
10	incentive spirometer 사용법을 시범한다. 기구 조립 및 사용법을 시범 보인다(최대 흡식량 지정법, 흡식법).						
11	2) 대상자의 최대 흡식량을 표를 함께 보면서 확인하고, indicator로 지정한다.						
12	3) 베개 또는 담요를 이용하여 복부 수술부위 지지하는 방법을 설명한다.						
13*	대상자가 incentive spirometer를 사용해보도록 한다. 최대한 숨을 내쉬고 호스를 입에 문다.						
	최대한 깊게 숨을 들이마신다.						
	지표가 기준선에 3~5초 유지할 수 있도록 한다.						
14	계속적으로 사용할 것을 교육한다. 5~10회 반복한다(1회 사용시마다 휴지기를 가지도록 설명한다).						
	1시간에 10분씩 사용하도록 설명한다.						
15	심리적으로 지지해 준다(격려해준다).						

번호	수 행 과 목	자가평가			교육자평가		
		0	1	2	0	1	2
수술부위 피부준비(제모제를 사용하는 경우)							
16	대상자에게 수술부위 피부준비의 목적과 절차를 설명한다.						
17	사생활 보호를 위해 스크린(커튼)을 친다.						
18	손소독제로 손위생을 실시한다.						
19	일회용 장갑을 착용한다.						
20	누운 자세에서 복부를 노출시킨다.						
21	제모제 피부 민감성 반응검사를 한다. 피부의 말초에 소량의 제모제를 두께 바른 다음 몇 분 동안 그대로 둔 다음 반응을 확인한다.						
22*	발진이 없으면 제모제를 수술부위 전체에 바른다.						
23*	제품설명서에서 제시하는 시간이 지난 후에 제모제를 닦아낸다 (시간엄수 중요).						
24*	수술부위(복부전체와 침대에 닿는 부위까지, 유두선부터 서혜부 윗부분까지) 제모여부를 확인한다.						
25	환의를 정리하고 스크린(커튼)을 제거한다.						
26	항박테리아성 비누를 사용하여 샤워를 하도록 한다.						
주의사항 설명							
27*	전일 금식 및 장준비를 하도록 교육한다. (수술 당일 첫 번째 수술일 때는 수술 전날 밤 10시부터(의사지시에 따라) 물을 포함한 어떠한 경구섭취도하지 않도록 한다).						
28*	의치나 보철기, 보청기, 악세서리, 속옷, 안경 콘택트렌즈, 화장(입술, 매니큐어, 페디큐어 등) 등을 제거하도록 교육하고 확인한다.						
29	귀중품은 병원 규정에 따라 보관함에 넣고 잠그거나 가족이 보관하도록 설명한다.						
30	손을 씻는다.						
31	재사용물품을 제자리에 정리하고 폐기물품은 분리수거 한다.						
32	수행결과를 대상자의 간호기록지에 기록한다. 교육내용 피부준비 수행내용 수술부위 상태						
총 점							

수술부위 피부준비
(0: 전혀 모름, 1: 공부가 더 필요함 2: 완전히 알고 수행할 수 있음)

번호	수 행 과 목	자가평가			교육자평가		
		0	1	2	0	1	2
1	대상자에게 수술부위 피부준비의 목적과 방법 절차를 설명한다.						
2	사생활 보호위해 스크린(커튼)을 친다.						
3	손소독제로 손위생을 실시한다.						
4	일회용 장갑을 착용한다.						
5	누운 자세에서 복부(복부전체와 침대에 닿는 부위까지, 유두선부터 서혜부 윗부분까지)를 노출시킨다.						
6	비누액을 피부에 거품이 일도록 잘 바른다.						
7*	면도기를 이용해 복부 전체를 면도한다.						
8*	피부를 바짝 잡아당기고, 피부에서 약 30~45°의 각도로 면도날을 댄다.						
9*	털이 자라는 방향으로 짧게 면도하면서 면도날을 자주 닦아낸다.						
10	피부에 묻어 있는 잘라진 털을 스펀지로 닦아낸다.						
11	환의를 정리하고 스크린을 제거한다.						
	총 점						

13. 수술 후 간호(배액관-JP, Hemovac 관리, IV PCA 관리)

1. 성취 목표	- 수술 후 환자의 배액관 관리 간호를 수행할 수 있다. - IV PCA 적용 환자의 PCA 관리 교육을 수행할 수 있다.
2. 관련선행지식	- 수술 후 합병증 - 수술 후 상처배액 종류에 따른 관리법 - 수술 후 통증관리 - IV PCA 관리
3. 필요장비 및 물품	- 전신 마네킹 또는 부분 복부 마네킹 - 소독솜 - 쟁반(tray), 곡반 - IV-PCA, Hemo-vac, J-P drain - 배액 측정컵 - 1회용 멸균장갑 - 일반 의료 폐기물 전용 용기 - 손소독제, 간호기록지
4. 수행시간	- 7분

수술 후 간호(배액관-JP, Hemovac 관리, IV PCA 관리)
(0: 전혀 모름, 1: 공부가 더 필요함 2: 완전히 알고 수행할 수 있음)

번호	수행 과목	자가평가 0	1	2	교육자평가 0	1	2
1	손을 씻는다.						
2	필요한 물품을 준비한다.						
3	대상자에게 간호사 자신을 소개한다.						
4*	대상자의 이름, 등록번호 등을 개방형으로 질문하여 대상자를 확인하고, 입원팔찌와 대조하여 대상자를 확인한다.						
	JP drain 혹은 Hemovac 관리						
5	배액관 적용의 목적과 절차에 대해 설명한다.						
6	손소독제로 손위생을 실시한다.						
7	일회용 장갑을 착용한다.						
8*	배액이 잘되고 있는지, 배액관이 꼬이거나 접혀있지 않은지, 덩어리지거나 막힌 부분이 없는지 배액관을 확인한다.						
9	배액관 삽입 부위 dressing 상태(clear, oozing, bleeding)를 확인한다.						
10*	배출구를 연다. 배액관 위쪽을 잠근다(clamping).						
11*	2) 흡인백을 안전하게 잡고 주의 깊게 마개를 열어 배액물을 비운다.						
12*	3) 흡인백의 내용물을 눈금이 있는 측정컵에 받는다.						
13*	배출구를 닫는다. 소독솜으로 배출구와 흡인백 마개를 닦고 사용한 소독솜을 곡반에 버린다.						
14*	흡인백을 눌러 음압이 유지된 상태에서 배출구를 닫는다.						
15*	배액관 위쪽의 잠근 것(clamping)을 열어서 배액여부를 확인한다.						
16*	배액용 측정컵에 담긴 배액양상(배액의 양, 색깔)을 확인한다.						
17	재사용물품을 제자리에 정리하고 폐기물품을 분리수거 한다.						
18	장갑을 벗어 감염성 폐기물 용기에 버린 후, 손을 씻는다.						

번호	수행과목	자가평가			교육자평가		
		0	1	2	0	1	2
	IV PCA 관리 교육						
19	IV PCA의 적용의 목적과 절차에 대해 설명한다.						
20	손소독제로 손위생을 실시한다.						
21	IV PCA 적용부위의 피부를 확인한다. (clear, oozing, swelling, bleeding)						
22*	IV PCA의 사용방법(버튼기능, 용량, 간격)에 대해 설명한다. 주입펌프에 달린 버튼 누르면 정해진 용량이 주입된다.						
	정해진 용량이 투여된 후 일정기간(보통 10~15분간) 버튼을 눌러도 진통제가 투여되지 않음을 설명한다.						
23*	IV PCA의 부작용(오심, 구토, 어지러움 등)에 대해 설명하고, 부작용이 있으면 즉시 알려줄 것을 교육한다.						
24	손을 씻는다.						
25	수행 결과를 대상자의 간호기록지에 기록한다. 배액관 삽입부위 상태 배액량 배액상태 및 색깔 교육내용						
	총 점						

14. 입원관리하기

1. 성취 목표	- 대상자의 주관적 자료(입원, 간호력)를 수집할 수 있다. - 대상자의 객관적 자료(키, 체중, 활력징후)를 수집할 수 있다. - 입원 생활 관련 주의사항을 설명할 수 있다. - 통증, 욕창위험도, 낙상위험도를 사정할 수 있다.
2. 관련선행지식	- 입원 간호력 내용 - 입원 생활 관련 주의사항 - 욕창 위험요인 - 낙상 위험요인 - 통증 위험요인
3. 필요장비 및 물품	- 신장, 체중 측정계 - 실습병원에서 사용하는 간호정보조사지 양식 - 실습병원에서 사용하는 낙상위험도, 욕창위험도 및 통증 측정도구 - 청진기, 혈압계, 체온계 - 환자 이름표(침대, 병실 앞, 팔찌) - 실습병원에서 사용하는 입원생활 안내 양식 - 손소독제, 전화기
4. 수행시간	- 10분

입원관리하기 (0: 전혀 모름, 1: 공부가 더 필요함 2: 완전히 알고 수행할 수 있음)								
번호	수행과목	자가평가			교육자평가		
		0	1	2	0	1	2
1	대상자에게 간호사 자신을 소개한다.						
2*	대상자의 이름, 등록번호 등을 개방형으로 질문하여 대상자를 확인한다.						
3	환의를 챙겨서 입원실로 안내한다.						
4	환의를 입도록 한다.						
5*	환의를 입고 간호사실에서 키와 체중을 측정하고 측정치를 대상자에게 알린다.						
6	담당의사에게 환자 입원을 알린다.						
7	필요한 물품을 준비한다.						
8	환자이름표를 병실 앞, 침대에 부착한다.						
9	손소독제로 손위생을 실시한다.						
10	팔찌를 환자 팔목에 부착하고, 활력징후를 측정한다.						
11*	대상자에게 입원 간호정보조사지의 각 항목에 대해 질문하여 자료를 수집하고 기록한다.						
12*	현재 통증이 있는지 질문하고 통증점수를 측정한다.						
13*	욕창 위험도를 사정한다.						
14*	낙상 위험도를 사정한다.						
15*	낙상 위험도에 따라 낙상 예방 간호를 실시한다. 1) 낙상 고위험군에게 낙상 예방 간호 실시 ⇒ side rail 올림, 침대바퀴 고정 등 환자교육(대상자와 보호자에게 낙상예방활동 교육 자료를 제공/교육, 24시간 보호자 옆에 있도록 교육, 인수인계 시 낙상위험군의 정보를 공유, 낙상예방 스티커를 부착, 시설 환경을 점검, 바닥에 액체가 떨어지면 즉시 닦음, 잠자기 전에 화장실 다녀오도록 함)						
〈참고〉 낙상 위험도에 따라 낙상 예방 간호를 실시한다. 저위험군 : 침상난간올리기, 환자교육 중위험군 : 침상난간올리기, 환자교육, 낙상위험표지 부착 고위험군 : 침상난간올리기, 환자교육, 낙상위험표지 부착								

번호	수 행 과 목	자가평가			교육자평가		
		0	1	2	0	1	2
16*	입원생활안내문(입원준비물, 식사시간, 탕비실 위치, 면회시간, 병실 내 전화사용, 간호사실 위치 및 전화번호, 간호사 호출 벨 사용법, 전기 스위치 위치 및 작동법, 샤워실 이용, 금연, 화재시 대피요령, 진단서 및 진료 기록사본 발급, 감염예방, 공용 화장실 위치, 오물실 위치, 퇴원안내, 환자권리와 책임, 주차안내, 학대와 폭력 피해자를 위한 신고기관, 국제 의료센터, 장애인 서비스기관, 외래진료 예약안내, 고충상담안내, 예배안내, 편의시설 이용안내, 귀중품 관리, 도난주의, 각종 상담 등)을 가지고 설명한 후 환자에게 안내문을 준다.						
17	준비해야할 물품을 설명한다(물컵, 세면도구 등).						
18	입원 및 앞으로의 치료(수술)에 대한 불안해하는지 확인하고 필요시 불안 완화 간호를 실시한다.						
19	재사용물품을 제자리에 정리하고 뒷정리를 한다.						
20	손을 씻는다.						
21	수행 결과를 대상자의 간호기록지에 기록한다. 1) 사정내용(간호정보조사지 내용, 통증, 욕창, 낙상 위험도) 2) 수행내용 3) 교육내용						
총 점							

15. 격리실 출입시 보호 장구 착용 및 폐기물 관리

1. 성취 목표	- 격리가운 입고 벗기 및 보호구 장구 착용을 정확하게 수행할 수 있다. - 격리실에서 사용한 쓰레기 처리방법을 정확하게 수행할 수 있다.
2. 관련선행지식	- 내과적 무균법 - 격리의 목적 - 격리의 유형
3. 필요장비 및 물품	- 격리가운(일회용 가운이나 천 가운) - 마스크(일회용) - 소독 장갑 - 빨래주머니(오염세탁물 수집용기) - 손상성 폐기물 상자, 감염성 폐기물 전용 용기 - 종이 타월, 손소독제
4. 수행시간	- 10분

격리실 출입시 보호 장구 착용 및 폐기물관리							
(0: 전혀 모름, 1: 공부가 더 필요함 2: 완전히 알고 수행할 수 있음)							
번호	수 행 과 목	자가평가			교육자평가		
		0	1	2	0	1	2
격리실에 들어가기							
1	반지와 시계를 벗고 손을 씻는다.						
2	필요한 물품을 준비한다.						
3*	코와 입이 완전히 덮히도록 마스크를 착용한다.						
4	가운의 목 가장자리를 잡고 가운의 안쪽이 몸 쪽으로 향하게 편다.						
5	가운의 소매 속으로 양손을 동시에 넣는데 왼손을 소매 속에 넣은 채 오른쪽 소매를 잡아당겨 소매 밖으로 오른손을 뺀다.						
6	왼손을 위로 들고 흔들어 소매 밖으로 빼낸다.						
7	가운 목에 있는 끈을 목 뒤에서 맨다.						
8	왼손으로 가운의 왼쪽 뒷자락의 허리깨를 잡고 오른손으로 오른쪽 자락이 그 위에 덮여지게 깊이 여미며 오른손으로 두 가닥을 같이 눌러 쥔다.						
9	몸을 구부리고 왼손으로 허리띠의 끝 가까운 부분을 잡아서 뒤로 가져가 오른손으로 잡았던 뒷자락과 같이 눌러 쥔다.						
10	오른손으로도 왼손과 같은 방법으로 허리띠 끝을 잡고 뒤로 가져 간다.						
11*	허리띠의 양 끝을 맨다.						
12	소독장갑이 들어 있는 소독포를 연다.						
13	소독된 부위가 오염되지 않게 왼손으로 오른쪽 장갑의 손목 접어 놓은 곳을 잡아서 든다.						
14	장갑의 바깥쪽에 닿지 않도록 안쪽을 잡아당겨 오른쪽 장갑을 착용한다.						
15	장갑 낀 오른손으로 왼쪽 장갑의 손목 접힌 부분의 밑쪽에 첫째 손가락을 제외한 네 손가락을 넣고 장갑을 집어 든다.						
16*	오른쪽 엄지손가락을 위로 올려 뒤로 젖힌 상태에서 장갑의 안쪽에 닿지 않도록 바깥쪽만을 잡아당겨 장갑을 착용한다.						
17*	손목이 노출되지 않도록 장갑의 손목 끝이 가운의 소매위로 올라오게 착용한다.						
총 점							

격리실에서 나오기		자가평가			교육자평가		
		0	1	2	0	1	2
1*	가운의 허리끈을 풀어 양쪽으로 늘어뜨린다.						
2	장갑을 벗는다. 1) 한 쪽 장갑의 소매 끝을 잡고 손가락 끝 위로 장갑을 잡아당기고 벗지는 않는다.						
3	2) 다른 쪽 장갑의 소매 끝을 잡아 아래쪽으로 잡아당겨 벗는다.						
4	3) 남은 장갑의 안쪽을 잡아당겨 벗는다.						
5	4) 양쪽 장갑을 감염성 폐기물 전용 용기에 넣는다.						
6	오른쪽 검지를 격리가운의 왼쪽 소매 밑에 넣어서 소매 끝을 손 등 위로 조금 끌어 내린다.						
7	격리가운의 오른편 소매를 소매에 덮인 왼손으로 잡고 약간 끌어 내린다.						
8	손을 소매 속에서 움직이면서 어깨의 내면을 잡고 가운을 벗은 다음, 일회용의 경우 감염성 폐기물 전용 용기에 넣고 재사용 가운의 경우는 오염세탁물 수집용기에 넣는다.						
9	마스크를 벗어 감염성 폐기물 전용 용기에 넣는다.						
10*	격리실을 나오기 전에 손을 씻는다.						
11	격리실 내의 문손잡이를 마른 종이타월로 싸서 문을 연다.						
12	발로 문을 지탱하여 격리실 안에 있는 감염성 폐기물 전용 용기에 종이타월을 버린다.						
13*	격리실 밖에서 다시 손을 깨끗이 씻는다.						
총 점							
폐기물 관리		0	1	2	0	1	2
1*	사용했던 모든 물품을 일회용과 계속 사용할 수 있는 것으로 구분한다.						
2	날카로운 도구는 손상성 폐기물 상자에 즉시 버리고 나머지는 감염성 폐기물 전용 용기에 버린다.						
3	재사용 물건은 따로 구분하여 이동 후 소독수에 침적한다.						
총 점							

16. 산소포화도 측정(Pulse oximeter)와 심전도 모니터(EKG monitor) 적용

1. 성취 목표	• 맥반산소 측정기를 정확한 위치에 적용하여 산소포화도를 측정할 수 있다. • 심전도 기기를 정확한 위치에 적용하여 심전도를 측정할 수 있다. • 산소포화도와 심전도 결과를 기록할 수 있다.
2. 관련선행지식	• 산소포화도 정상범위 • 심전도 정상리듬과 비정상 리듬
3. 필요장비 및 물품	• Patient monitor(Pulse oximeter, EKG monitor, electrode) • 간호기록지 • 손소독제, 소독솜 • 거즈
4. 수행시간	• 7분

Pulse oximeter와 EKG monitor 적용
(0: 전혀 모름, 1: 공부가 더 필요함 2: 완전히 알고 수행할 수 있음)

번호	수 행 항 목	자가평가			교육자평가		
		0	1	2	0	1	2
1	손을 씻는다.						
2	필요한 물품을 준비한다.						
3	대상자에게 간호사 자신을 소개한다.						
4*	대상자의 이름, 등록번호 등을 개방형으로 질문하여 대상자를 확인하고, 입원팔찌와 대조하여 대상자를 확인한다.						
	산소포화도 측정						
5	흉통 정도를 사정한다.						
6	산소포화도 측정의 목적과 절차에 대해 설명한다.						
7	손소독제로 손위생을 실시한다.						
8	산소포화도 측정기계를 켜고 센서에 불이 들어오는지 확인한다.						
9	손톱상태를 확인한다(매니큐어가 있는 경우 지운다).						
10*	센서를 손가락에 적용하여 발광부가 손톱에 닿도록 고정한다.						
11	주의사항을 대상자에게 설명한다. 1) perfusion이 잘 되도록 팔을 많이 움직이지 말 것 2) 강한 외부 빛이 센서에 비치지 않도록 할 것 3) 정상 호흡을 할 것 4) 손가락이 아프거나 습기 차면 보고할 것						
12*	산소포화도를 읽고 산소포화도, 심박동 수(HR) 위험수준을 setting해서 알람설정을 한 후 대상자에게 설명한다.						
13	케이블이 당기지 않도록 정리한 후 손을 씻는다.						
	심전도 측정						
14	심전도 모니터링의 목적 및 절차에 대해 설명한다.						
15	전극 부착 위치를 선정하고 피부상태를 확인한다. 1) 오른쪽 팔(RA) 전극을 부착할 오른쪽 쇄골 아래 선정 2) 왼쪽 팔(LA) 전극을 부착할 왼쪽 쇄골 아래 선정 3) 왼쪽 다리(LL) 전극을 부착할 왼쪽 5번째 늑간 중심 액와선 선정						

번호	수 행 항 목	자가평가			교육자평가		
		0	1	2	0	1	2
16	전극 부착부위 피부를 준비한다. 1) 부착부위에 거즈에 물을 이용해 잘 닦고 건조시킨다. 2) 털이 긴 경우 털을 제거한다.						
17	전극을 준비한다. 1) 환자에게 부칠 전극(electrode)과 lead wires를 연결한다. 2) 전극 뒷부분의 비닐을 제거한다.						
18*	16항목의 3개 위치에 전극을 부착하고 잘 고정되었는지 확인한다 (이 때 젤 패드는 누르지 않는다). 1) 오른쪽 팔(RA) 전극을 부착할 오른쪽 쇄골 아래 선정 2) 왼쪽 팔(LA) 전극을 부착할 왼쪽 쇄골 아래 선정 3) 왼쪽 다리(LL) 전극을 부착할 왼쪽 5번째 늑간 중심 액와선 선정						
19*	심전도 lead Ⅱ를 설정하고 리듬, 심박동수(HR)를 확인한 후 알람을 설정한다.						
20	대상자에게 주의점(경고음의 의미와 기계의 변동 등)을 설명한다.						
21	재사용 물품은 제자리에 정리하고, 뒷정리를 한다.						
22	손을 씻는다.						
23	수행 결과를 대상자의 간호기록지에 기록한다. 1) 산소포화도 2) 심박동수(HR) 3) EKG rhythm 양상						
	총 점						

17. 비강 캐뉼라를 이용한 산소 요법

1. 성취 목표	- 산소요법의 종류와 장단점을 설명할 수 있다. - 정확한 절차에 따라 산소요법을 적용할 수 있다.
2. 관련선행지식	- 비강 캐뉼라로 산소를 투입할 때 적용되는 산소의 양 - FiO_2의 의미 - FiO_2 계산방법
3. 필요장비 및 물품	- 비강 캐뉼라 - Wall O_2 - 산소유량계 / 습윤병 - 증류수 - 간호기록지 - 손소독제
4. 수행시간	- 5분

비강 캐뉼라를 이용한 산소 요법 (0: 전혀 모름, 1: 공부가 더 필요함 2: 완전히 알고 수행할 수 있음)								
번호	수 행 항 목	자가평가			교육자평가		
		0	1	2	0	1	2
1	손을 씻는다.						
2	처방을 확인한 후 필요한 물품을 준비한다.						
3	대상자에게 간호사 자신을 소개한다.						
4*	대상자의 이름, 등록번호 등을 개방형으로 질문하여 대상자를 확인하고, 입원팔찌와 대조하여 대상자를 확인한다.						
5	대상자에게 목적과 절차를 설명한다.						
6	손소독제로 손위생을 실시한다.						
7	대상자에게 가능하면 반좌위를 취해준다.						
8	습윤병에 증류수를 정해진 눈금까지 채운 후 증류수 마개를 닫는다.						
9	유량계와 습윤병을 연결한 후 중앙 공급체계(Wall O2) 벽에 산소유량계를 꽂는다.						
10*	습윤병에 있는 산소장치 출구와 비강 캐뉼라를 연결한다.						
11*	대상자에게 연결하기 전에 비강 캐뉼라를 통해 산소가 나오는지 확인한 후 유량계를 잠근다.						
12*	대상자 비공의 폐색 여부를 확인한다.						
13*	캐뉼라 끝부분을 대상자의 양쪽 비강에 삽입하고 귀 뒤에 걸친 후 턱 밑에서 길이를 조절한다.						
14*	유량계를 열어 처방된 산소 흡입량을 눈높이에서 조절한다. (유량기 내 Ball의 중심을 눈금에 일치시킨다)						
15	대상자에게 가능하면 입을 다물고 코를 통해 호흡하도록 설명한다.						
16	대상자를 편안하게 해준 후 산소사용에 따른 화재 위험성 등을 설명한다.						
17	손을 씻는다.						
18	수행 결과를 대상자의 간호기록지에 기록한다. 1) 산소주입 시작시간 2) 산소주입량 3) 호흡양상 4) 대상자의 반응						
총 점							

18. 기관내 흡인 (endotracheal suction)

1. 성취 목표	- 흡인법을 열거하고 정확한 절차에 따라 흡인법을 수행할 수 있다. - 흡인법 실시에 따른 주의 사항을 설명할 수 있다.
2. 관련선행지식	- 구강, 비강, 기관 흡인인 경우 적절한 각각의 삽입 길이 - 적정한 흡인압, 흡인시간 - 흡인시 카테타를 돌려가며 빼야 하는 근거 - 흡인시 유의할 점
3. 필요장비 및 물품	- 흡인 카테터 - 1회용 멸균장갑 - 무균용기가 들어있는 흡인 세트 또는 무균용기 - wall suction - 생리 식염수 - 산소유량계 / 습윤병 - 엠부백 - 기관삽관 모형 - 간호기록지, 손소독제
4. 수행시간	- 10분

기관내 흡인 (endotracheal suction)							
(0: 전혀 모름, 1: 공부가 더 필요함 2: 완전히 알고 수행할 수 있음)							
번호	수 행 항 목	자가평가			교육자평가		
		0	1	2	0	1	2
1	손을 씻는다.						
2	필요한 물품을 준비한다.						
3	대상자에게 간호사 자신을 소개한다.						
4*	대상자의 이름, 등록번호 등을 개방형으로 질문하여 대상자를 확인하고, 입원팔찌와 대조하여 대상자를 확인한다.						
5	대상자에게 목적과 절차를 설명한다. (가능하면 식사 전에 흡인을 실시하여 aspiration을 예방하도록 한다)						
6	손소독제로 손위생을 실시한다.						
7	흡인압을 점검한다. (성인은 110-150mmHg, 아동은 95-100mmHg)						
8	흡인시 체위는 의식 있는 대상자의 경우 반좌위로 하고, 무의식 대상자는 측위에서 간호사와 얼굴을 마주보도록 한다.						
9	수건을 대상자의 가슴 위에 덮는다.						
10	무균용기가 들어있는 세트를 열어 용기에 생리식염수를 따른다.						
11*	카테터의 개봉부위를 약간 개봉한 후, 카테터와 흡인병이 연결되는 압력 조절구 쪽을 노출하여 흡인 line과 연결한다.						
12*	양손에 멸균장갑을 낀다(필요에 따라 흡인 전 과한기 실시).						
13*	흡인 line을 잡을 손으로 흡인기를 켠 다음 흡인 line을 들고, 흡인을 할 손으로 포장지 바깥쪽이 닿지 않도록 주의하며 카테터를 꺼낸다.						
14*	삽입할 카테터의 길이를 정한 후 끝을 생리식염수로 윤활시키고, 흡인 line을 잡은 손의 엄지손가락으로 Y관을 눌러보아 잘 통과하는지 확인한다.						
15*	Y관을 누르고 있던 엄지손가락을 떼고 나서 인공기도를 통해 카테터를 부드럽게 삽입한다.						

번호	수행항목	자가평가			교육자평가		
		0	1	2	0	1	2
16*	Y관을 막고 카테터를 잡은 손 엄지와 검지로 카테터를 부드럽게 회전시키면서 위로 뺀다. 분비물 양상과 대상자의 저산소 상태 등을 살피면서 신속히 흡인한다.						
17*	카테터 삽입부터 흡인하는 시간은 10~15초 이상 초과하지 않도록 한다.						
18	흡인을 한 카테터는 무균용기에 있는 생리식염수를 다시 통과시킨다. 분비물이 통과할 때 분비물의 양상을 관찰한다.						
19	추가로 흡인이 필요한 경우 20-30초의 간격을 유지한다.						
20	흡인이 끝나면 장갑을 벗고, 흡인기를 끈 다음 물품을 정리한다.						
21	손을 씻는다.						
22	수행 결과를 대상자의 간호기록지에 기록한다. 1) 날짜와 시간 2) 분비물의 특성, 양 3) 흡인 전후 대상자의 호흡양상과 반응						
	총 점						

19. 기관절개관 관리 (tracheostomy care)

1. 성취 목표	- 인공 기도의 종류와 사용법을 설명할 수 있다. - 정확한 절차에 따라 기관절개관 드레싱을 수행할 수 있다.
2. 관련선행지식	- 기관절개관 드레싱을 할 때 사용하는 용액의 특성 - 기관절개관 내관을 과산화수소수와 생리식염수 사용 이유 - Y-거즈를 끼울 때 주의해야 할 사항
3. 필요장비 및 물품	- 기관절개 드레싱 세트 (kelly, 종지3개: 소독솜, 과산화수소+생리식염수, 생리식염수) - 기관절개관용 흡인 튜브 또는 5-6F Nelaton 카테터 - 기관절개관 모형(내관과 분리되는 관을 가진) - 멸균 생리식염수 - 과산화수소수 - 멸균장갑 - 곡반, 방수포 - Y-거즈, 멸균 4×4 거즈 - 소독솜 - 겸자, 쟁반(tray) - 흡인기/흡인 카테터 - 산소주입기 - 소독된 긴 면봉 3-5개 - 간호기록지, 손소독제 - 수건 혹은 방수포 - ambu-bag
4. 수행시간	- 15분

기관절개관 관리 (tracheostomy care)
(0: 전혀 모름, 1: 공부가 더 필요함 2: 완전히 알고 수행할 수 있음)

번호	수 행 항 목	자가평가			교육자평가		
		0	1	2	0	1	2
1	손을 씻는다.						
2	멸균된 드레싱세트에 환자가 사용한 내관을 소독할 용액을 넣는다.						
3	소독솜과 Y-거즈 등 소독할 물품을 드레싱 세트 안에 넣고 필요한 물품을 준비한다.						
4	준비된 물품을 가지고 대상자에게 간호사 자신을 소개한다.						
5*	대상자의 이름, 등록번호 등을 개방형으로 질문하여 대상자를 확인하고, 입원팔찌와 대조하여 대상자를 확인한다.						
6	대상자에게 목적과 절차를 설명한다.						
7	손소독제로 손위생을 실시한다.						
8	대상자의 자세를 편하게 해주고 대상자 가슴위에 방수포를 깐다.						
9	드레싱세트를 무균적으로 열어 놓는다.						
10	멸균장갑을 낀다.						
11*	분비물을 제거하기 위해 기관내 흡인을 실시한다.						
12*	한 손으로 외관을 잡고 다른 손으로 잠금장치를 열어 내관을 조심스럽게 뺀다(내관 주변의 분비물의 양, 색, 냄새 등의 특성을 확인한다).						
13*	내관을 과산화수소수용액(과산화수소수:생리식염수=1:2)에 담가 놓는다.						
14*	멸균된 세척솔이나 긴 면봉을 이용하여 과산화수소수에 담겨 있는 내관을 깨끗이 닦는다.						
15*	내관을 생리식염수로 헹군다.						
16*	물기가 마르도록 마른 거즈로 내관의 물기를 닦거나 말려 놓는다.						
17*	외관에 있는 분비물을 흡인한다.						
18	외관 밑에 있는 사용한 Y-거즈를 빼내어 버린다.						

번호	수행 항목	자가평가 0	자가평가 1	자가평가 2	교육자평가 0	교육자평가 1	교육자평가 2
19	멸균장갑을 새로 바꿔 낀다.						
20*	한 손으로 소독된 내관의 끝을 잡고 삽입한다(빠지지 않게 잠금장치를 한 후 확인한다).						
21*	섭자를 이용하여 기관절개관 주위와 피부를 소독솜으로 절개 부위에서 바깥쪽으로 닦는다. 솜은 한 번에 한 개씩 사용한다.						
22*	습기가 남아있는 기관절개 부위를 멸균 마른 거즈로 가볍게 두드리며 습기를 제거한다. 이때 기관절개 부위 기도를 막아 흡기시 거즈가 말려 들어가지 않도록 조심한다.						
23*	Y-거즈를 Y자가 거꾸로 되도록 아래에서 위로 무균적으로 끼운다.						
24	장갑을 벗고 손소독제로 손위생을 실시한다(25번 뒤로 가도 무방).						
25	기관절개관이 빠지지 않도록 손으로 잡은 후 다른 손으로 기존의 끈을 조심스럽게 가위로 잘라 제거한다(가위의 끝이 대상자쪽으로 향하지 않도록 한다).						
26*	기관절개관이 빠지지 않도록 손으로 잡은 후 고정구에 새 끈을 넣어 고정한다.						
27	사용한 물품을 정리한다.						
28	손을 씻는다.						
29	수행 결과를 대상자의 간호기록지에 기록한다. 1) 날짜와 시간 2) 기관절개 부위 상태 3) 분비물의 양, 색, 냄새, 점도 4) 대상자의 호흡양상과 반응						
총 점							

20. 기본 심폐소생술 및 제세동기 적용

1. 성취 목표	• 심폐소생술의 절차를 설명하고, 정확하게 수행할 수 있다. • 적절한 시점에 제세동기를 올바르게 적용할 수 있다.
2. 관련선행지식	• 심폐소생술의 목적과 적응증 • 심폐소생술의 기본원리(C:순환, A:기도확보, B:호흡) • 제세동기 사용 목적과 적응증 • 올바르지 못한 심폐소생술과 제세동기의 사용에 따른 부작용
3. 필요장비 및 물품	• 환자 모니터링이 가능한 심폐소생술 모형 • 자동 체외제세동기(Automatic External Defibrillator, AED) • mouth shield • 간호기록지, 손소독제
4. 수행시간	• 5분 (5cycle 시행)

기본 심폐소생술 및 제세동기 적용
(0: 전혀 모름, 1: 공부가 더 필요함 2: 완전히 알고 수행할 수 있음)

번호	수행항목	자가평가			교육자평가		
		0	1	2	0	1	2
1	환자를 발견하면 양쪽어깨를 가볍게 흔들며 환자의 의식을 확인한다.						
2	반응이 없음이 확인되면, 즉시 한 사람을 지정하여 119에 연락하도록 도움을 요청하고, 또 다른 사람을 지정하여 자동 체외 제세동기를 가져오라고 지시한다.						
3	경동맥을 10초 이내로 촉지하여 맥박을 확인한다(의료인의 경우).						
4*	경동맥 맥박이 없는 경우, 바로 흉부압박을 시작한다. 1) 흉부압박의 위치는 가슴중앙을 확인한다.						
5*	2) 압박지점에 한쪽 손꿈치를 대고 다른 한 손을 그 위에 포개어 깍지를 낀 자세로 손을 놓는다.						
6*	팔꿈치를 곧게 펴고 환자의 가슴과 수직이 되도록 압박하고, 체중이 실리도록 하여 5cm이상의 깊이로 압박을 한다(소아는 5cm이내).						
7*	흉부압박은 분당 최소 100회의 속도로 30회를 압박한다. 압박한 후에는 충분히 이완이 되도록 하면서 속도를 유지한다.						
8*	정확한 기도 유지 자세를 확인한다(head-tilt chin-left/jaw thrust).						
9*	인공호흡을 2회 실시한다.						
10	자동 체외제세동기가 도착하면 전원을 켠다.						
11*	패드를 흉골(Sternum)과 심첨(Apex)에 부착한 후 심전도를 분석한다.						
12*	제세동 해야 함이 확인되면 충전한 후 환자에게서 모두 떨어지도록 주위 사람들에게 지시한 다음, 깜빡이는 버튼을 눌러 제세동을 실시한다.						
13*	제세동이 완료되면 바로 4~9 과정(흉부압박과 호흡을 30:2)을 5cycle(2분) 반복한다.						
14	호흡과 맥박을 확인한 후 제세동기를 사용하여 환자상태를 진단한다.						
15	심전도 분석 결과에 따라 119가 도착할 때까지 12~13 과정을 반복한다.						
16	119가 도착하면 정확한 상황을 인계한다.						
	총 점						

간호관리학 임상실습지침서

2013년 12월   일 인쇄
2013년 12월   일 발행

저 자 김 인 순
발행인 서 만 철
발행처 공주대학교 출판부
 충남 공주시 공주대학로 56
 ☎ (041) 850-8752

인 쇄 학예커뮤니케이션즈
 ☎ (042) 625-1821

ISBN 978-89-87018-76-8 93510
정가 15,000원